医学专家聊健康热点（复旦大健康科普）丛书

国家出版基金项目
NATIONAL PUBLICATION FOUNDATION

总策划 复旦大学医学科普研究所

总主编 樊 嘉 院士 董 健 所长

内分泌专家

聊健康热点

李小英　李益明
（主　编）

U0195823

上海科学技术文献出版社
Shanghai Scientific and Technological Literature Press

图书在版编目（CIP）数据

内分泌专家聊健康热点 / 李小英，李益明主编． —上海：上海科学技术文献出版社，2024

（医学专家聊健康热点．复旦大健康科普丛书 / 樊嘉，董健主编）

ISBN 978-7-5439-9056-2

Ⅰ．①内…　Ⅱ．①李…②李…　Ⅲ．①内分泌病—防治　Ⅳ．①R58

中国国家版本馆 CIP 数据核字（2024）第 075570 号

书稿统筹：张　树
责任编辑：王　珺
封面设计：留白文化

内分泌专家聊健康热点

NEIFENMI ZHUANJIA LIAO JIANKANG REDIAN

李小英　李益明　主编

出版发行：上海科学技术文献出版社
地　　址：上海市淮海中路 1329 号 4 楼
邮政编码：200031
经　　销：全国新华书店
印　　刷：商务印书馆上海印刷有限公司
开　　本：720mm×1000mm　1/16
印　　张：18
字　　数：225 000
版　　次：2024 年 7 月第 1 版　2024 年 7 月第 1 次印刷
书　　号：ISBN 978-7-5439-9056-2
定　　价：78.00 元

http://www.sstlp.com

丛书编委员

总主编：樊　嘉（中国科学院院士、复旦大学附属中山医院
　　　　　院长）

　　　　董　健（复旦大学医学科普研究所所长、复旦大学附
　　　　　属中山医院骨科主任）

编委会委员（按照姓氏笔画排序）：

丁　红	丁小强	马晓生	王　艺	王小钦	王达辉	王春生
亓发芝	毛　颖	仓　静	任芸芸	华克勤	刘天舒	刘景芳
江孙芳	孙建琴	孙益红	李　娟	李小英	李益明	杨　震
吴　炅	吴　毅	余优成	汪　昕	沈锡中	宋元林	张　颖
陈　华	陈海泉	林　红	季建林	周　俭	周平红	周行涛
郑拥军	项蕾红	施国伟	姜　红	洪　维	顾建英	钱菊英
徐　虹	徐辉雄	高　键	郭剑明	阎作勤	梁晓华	程蕾蕾
虞　莹	臧荣余	漆祎鸣	谭黎杰			

本书编委会

主　编：李小英　李益明

副主编：卞　华　李晓牧　何　决　王　熠

编　者（按照姓氏笔画排序）：

马　帅　王　凯　王　熠　卞　华　田　芳　朱小明　向博妮

刘玥隽　刘美研　汤卡卡　许艳岚　孙全娅　李尚建　李晓牧

杨叶萍　吴　蔚　何　决　何文强　张琼月　张静娴　陆志强

陈　宁　陈　弘　陈　阳　陈　颖　陈　懿　陈立立　陈政源

陈善闻　苗　青　林寰东　迪丽达尔·木汗哈力　罗秀梅

季立津　周丽诺　周静琪　郑思岚　赵　琳　俞一飞　凌　雁

海　峰　龚　伟　崔巧丽　鹿　斌　谌麒羽　颜红梅

总序

上海医学院创建于 1927 年，是中国人创办的第一所"国立"大学医学院，颜福庆出任首任院长。颜福庆院长是著名的公共卫生专家，还是中华医学会的创始人之一，他在《中华医学会宣言书》中指出，医学会的宗旨之一，就是"普及医学卫生"。上海医学院为中国医务界培养了一大批栋梁之材，1952 年更名为上海第一医学院。1956 年，国家评定了首批，也是唯一一批一级教授，上海第一医学院入选了 16 人，仅次于北京大学，在全国医学院校中也是绝无仅有。1985 年医学院更名为上海医科大学。2000 年，复旦大学与上海医科大学合并组建成复旦大学上海医学院。历史的变迁，没有阻断"上医"人"普及医学卫生"的理念和精神，各家附属医院身体力行，努力打造健康科普文化，形成了很多各具特色的科普品牌。

随着社会的发展，生活方式的改变，传统的医疗模式也逐渐向"防、治、养"模式转变。2016 年，习近平主席在全国卫生与健康大会上强调"要倡导健康文明的生活方式，树立大卫生、大健康的观念，把以治病为中心转变为以人民健康为中心"。自此，大健康的概念在中国普及。所谓"大健康"，就是围绕人的衣食住行、生老病死，对生命实施全程、全面、全要素地呵护，是既追求个体生理、身体健康，也追求心理、精神等各方面健康的过程。"大健康"比

"健康"的范畴更加广泛，更加强调全局性和全周期性，需要大众与医学工作者一起参与到自身的健康管理中来。党的二十大报告提出"加强国家科普能力建设"，推进"健康中国"建设，"把人民健康放在优先发展的战略地位"，而"健康中国"建设离不开全民健康素养的提升。《人民日报》发文指出，医生应把健康教育与治病救人摆在同样重要的位置。健康科普的必要性不言而喻，新时期的医生应该是"一岗双责"，一边做医疗业务，同时也要做健康教育，将正确的防病治病理念和健康教育传播给社会公众。

为此，2018年12月26日，国内首个医学科普研究所——复旦大学医学科普研究所在复旦大学附属中山医院成立。该研究所由国家科技进步二等奖获得者董健教授任所长，联合复旦大学各附属医院、基础医学院、公共卫生学院、新闻学院等搭建了我国医学科普的专业研究平台，整合医学、传媒等各界智慧与资源，进行医学科普创作、学术研究，并进行医学科普学术咨询和提交政策建议、制定相关行业规范，及时发布权威医学信息，打假网络医学健康"毒鸡汤"，改变网络上的医疗和健康信息鱼龙混杂让老百姓无所适从的状况，切实满足人民群众对医学健康知识的需求，这无疑是对"上医精神"的良好传承。

为了贯彻执行"大健康"理念和建设"健康中国"，由复旦大学医学科普研究所牵头发起，组织复旦大学上海医学院各大附属医院的专家按身体系统和"大专科"的分类编写了这套"医学专家聊健康热点（复旦大健康科普）丛书"，打破了以往按某一专科为核心的科普书籍编写模式。比如，将神经、心脏、胃肠消化、呼吸系统的科普内容整合，不再细分内外科，还增加了肿瘤防治、皮肤美容等时下大众关注的热门健康知识。本丛书共有18本分册，基本涵盖了衣食住行、生老病死等全生命周期健康科普知识，也关注心理和精神等方面的健康。每个分册的主编均为复旦大学各附属医院著名教授，都是各专业的领军人物，从而保证了内容的权威性和科学性。

　　丛书中每个小标题即是一个大众关心的医学话题或者小知识，这些内容精选于近年来在复旦大学医学科普研究所、各附属医院自媒体平台上发表的推文，标题和内容都经过反复斟酌讨论，力求简单易懂，兼具科学性和趣味性，希望能向大众传达全面、准确的健康科普知识，提高大众科学素养和健康水平，助力"健康中国"行动。

樊嘉

中国科学院院士

复旦大学附属中山医院院长

董健

复旦大学医学科普研究所所长

复旦大学附属中山医院骨科主任

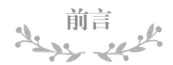

前言

随着经济的发展，人们生活方式的改变，内分泌代谢疾病已经成为威胁人类健康的一大类疾病，包括肥胖、糖尿病、高脂血症、高尿酸血症，以及垂体、甲状腺、肾上腺、性腺等多种内分泌疾病。这些看似复杂且专业的医学名词，实际上与每个人的健康息息相关。为了帮助读者更好地了解内分泌疾病，提高健康意识，复旦大学附属中山医院和华山医院的内分泌科专家共同编写了这本《内分泌专家聊健康热点》。

本书作为"医学专家聊健康热点（复旦大健康科普）"丛书的一种，旨在将专业的医学知识以通俗易懂的方式传递给广大读者。全书涵盖了内分泌科常见疾病的各个方面，从疾病的成因、症状、诊断到治疗，以及日常生活中的预防与保健，均进行了详尽地阐述。例如针对糖尿病这一内分泌科最为常见的疾病，书中不仅回答了诸如"老年糖尿病患者有哪些特点""青少年会得糖尿病吗"等读者关心的问题，还深入探讨了糖尿病的饮食管理、运动锻炼、血糖监测等多个方面的实用知识。

在成书过程中，我们力求做到科学性与可读性并重。一方面，我们依托内分泌科医生的专业背景，确保书中内容的准确性和权威性；另一方面，我们注重语言表达的通俗性和趣味性，让读者在轻松愉快的氛围中获取知识。此外，本书还采用了图文并茂的形式，通过生动的插图、案例和视频，帮助读者更好地理解相关医学知识。

对于读者而言，本书不仅是一本实用的健康指南，更是一本提升自我健康管理能力的工具书。无论是年轻人，还是老年人，无论是患者，还是健康人群，都可以从中获得有益的健康知识。通过阅读本书，读者可以了解如何科学饮食、合理运动，以及如何早期发现内分泌疾病，从而提高生活质量。

在阅读本书时，我们建议读者结合自身的实际情况，针对性地选择感兴趣的内容进行阅读。当然，对于书中提到的专业医学问题，我们建议读者在必要时咨询专业医生或医疗机构。

最后，我们衷心感谢中山医院和华山医院的内分泌科专家为本书付出的辛勤劳动和智慧。同时，我们也希望本书能成为广大读者了解内分泌疾病知识、提高健康意识的重要读物。

让我们一起努力，为实现健康中国目标贡献自己的力量！

李小英

复旦大学附属中山医院内分泌科主任，教授

李益明

复旦大学附属华山医院内分泌科主任，教授

2024 年 5 月

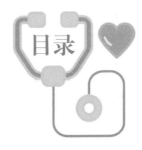

目录

代谢性疾病热点问题

No. 1656811

处方笺

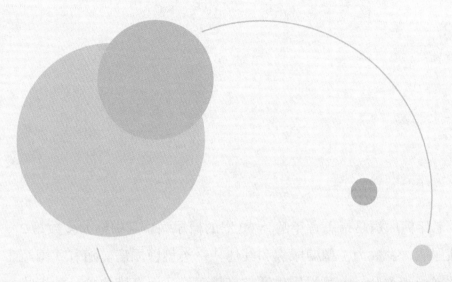

代谢性疾病

热点问题

医师：＿＿＿＿＿＿＿＿＿＿＿

临床名医的心血之作……

糖尿病

老年糖尿病有哪些特点？

老年糖尿病的定义

老年糖尿病是指患者年龄 ≥ 60 岁的糖尿病。其中绝大多数是 2 型糖尿病，少数为 1 型糖尿病和其他特殊类型糖尿病。随着我国经济发展稳步上升，人民娱乐生活越来越多样，但高脂饮食、抽烟喝酒、缺乏体育锻炼等不良生活习惯，使糖尿病成了在人群中越来越常见的疾病，尤其是老年糖尿病，常常成为一些共病的中心，其临床表现和护理重点都与典型的病例有许多不同之处，应该得到患者及其家属的重视。

老年糖尿病的特点

1. 诊断需要及时

老年糖尿病绝大多数属于 2 型糖尿病，有些是自青中年时期就已诊断为糖尿病的老患者，而其余是在老年时期诊断的新患者。对于老年患者而言，糖尿病诊断是具有难度的，因为随着人体器官功能的下降，糖尿病的典型症状不甚明显，所以经常是出现了糖尿病的一些急慢性并发症时患者才会注意到，继而求医诊断。例如老年人有时肾糖阈增高，尿糖偏低，此时的血糖与常规患者相比偏高，所以常无典型的"三多一少"症状，即多饮、多尿、多食、体重减轻（消瘦）。且一般老年人很少单独发病，糖尿病导致的代谢紊乱易引起全身严重的并发症，例如心血管与神经病变、肾病、眼病等。此外老年人本身就容易发生高血压、动脉粥样硬化，患了糖尿病后，这些心、脑血管病变进展加快、病情加重，易发生脑梗死、心肌梗死、下肢坏疽等。

2. 维持治疗需要科学

除了糖尿病本身对老年患者危害严重外，注射胰岛素、控制血糖等治疗过程中，也有许多地方需要老年糖尿病患者注意。根据老年患者记忆力差、忽视胰岛素注射或者注射技术不到位等原因，应该让患者意识到血糖控制的重要性，正确注射胰岛素、定期检查血糖，加强对糖尿病的理解，提高自我管理能力。但是过于严格地把血糖控制在正常范围内对于老年患者也有风险。由于脏器功能衰退、自我调节能力下降，若老年人发生低血糖，则往往不易自我恢复，可能会有严重后果。

正确注射胰岛素
（视频）

所以老年人切忌过多使用降糖药或者胰岛素，若活动量加大，要及时补充相应的糖分，而食欲下降减少摄入时，则不可继续使用同等剂量的降糖药物，所以控制血糖是个灵活的过程，需要患者对疾病有深刻的理解，重视定期的血糖和尿糖监测。

3. 注意低血糖

低血糖是老年糖尿病患者治疗过程中比较常见的并发症之一，典型症状有出汗、手抖、心慌、头昏、饥饿等，故一般糖尿病患者易于自我发现，及时进食并中止反应，但是老年糖尿病患者由于反应性差，未察觉到低血糖反应，未进食导致低血糖加重，最后发展为低血糖昏迷，严重者危及生命。所以要加强老年糖尿病患者对低血糖，尤其是无症状性低血糖的认识和处理。

糖尿病是个终身性的疾病，需要长期用药、治疗，但是可以通过改善生活中的不良习惯来使疾病得到有效控制。所以家属和社会应该帮助老年糖尿病患者，使其对自己有信心、耐心，不焦虑，全面、科学认识疾病，坚持体育运动，平衡饮食、少食多餐，维持健康体重，保持愉悦心情，做自己的主人，做疾病的管理者。

（古丽给娜·艾克拜尔　卞华）

青少年会得糖尿病吗?

许多人认为,糖尿病是一种老年病,年轻人距离这种疾病非常遥远。但事实并非如此,近年来,糖尿病发病逐渐趋于低龄化,儿童及青少年的糖尿病发病率虽然仍处于较低水平,但相比以往有明显上升。青少年也会遭遇糖尿病,如出现"三多一少"(多饮、多尿、多食、体重下降),存在肥胖、脂肪肝、高血压、小便泡沫、视物模糊、神志不清等症状,或发现血糖升高,仍需警惕糖尿病的发生。

糖尿病分为 1 型糖尿病、2 型糖尿病,以及其他类型的糖尿病。作为一种以血糖升高为主要表现的代谢性疾病,由胰岛所分泌的、人体内唯一能降低血糖的激素——胰岛素的功能强弱便成为是否发生糖尿病的关键因素。

1 型糖尿病发病年龄通常小于 30 岁,患者三多一少症状明显,血糖波动较大。由于基因遗传、病毒感染、免疫系统紊乱等原因,1 型糖尿病患者体内的胰岛遭到破坏,难以产生足够数量的胰岛素。患者体内胰岛素的缺乏将导致高血糖,进而引发糖尿病酮症酸中毒等急症。长期血糖过高还可损害患者身体的眼睛、肾脏、心脑血管、神经系统等各个器官,引发多种糖尿病并发症。这类患者需终生胰岛素治疗，在儿童青少年糖尿病中占 80%~90%，遗传因素是主要原因。一些特殊类型糖尿病，如青年人中的成年发病型糖尿病（MODY），线粒体基因突变糖尿病等，它们都可通过破坏胰岛功能引发胰岛素减少，导致糖尿病的发生。我国儿童青少年 1 型糖尿病的年发病率约为 0.6/10 万，属低发病区，但由于我国人口基数大，1 型糖尿病患者的绝对数量不容小觑。

糖尿病的发生发展是一个复杂的过程，既取决于患者先天性的基因遗传状况，也与患者所处的环境、患者的日常生活方式密切相关。2 型糖尿病便是遗传因素与环境因素相互作用所产生的结果。与胰岛遭到破坏的 1 型糖尿病患者不同，2 型糖尿病患者仍具有正常的胰岛功能，可以产生用于降低人体血糖的胰岛素。但是，由于营养过剩、肥胖，年龄增长、衰老，不良生活方式、体力活动不足，化学毒物，病毒感染，基因遗传等多种因素，患者体内出现了"胰岛素抵抗"，使胰岛素原本具有的、降低血糖的能力被严重减弱了。

2 型糖尿病患者体内仍可产生大量胰岛素，但这些胰岛素却因"胰岛素抵抗"而无法正常发挥降低血糖的作用，最终导致患者出现高血糖，引发糖尿病肾病、糖尿病性视网膜病变、心脑血管疾病、糖尿病足等多种并发症。

随着社会的发展、生活方式的改变，饮食不均衡、缺乏运动、营养过剩、心理压力大、作息不规律等因素日趋凸显。如北京地区儿童 6~18 岁 2 型糖尿病患病率 0.6/1000，儿童青少年的肥胖率显著增加，体重超标，体力活动不足，大量饮用高糖饮料，暴饮暴食或营养缺乏，精神负担重，这些都可导致 2 型糖尿病的发生率明显上升。

体型呈腹型肥胖，有糖尿病家族史，发现黑棘皮病，小便泡沫、视物模糊、视力减退，高血压、高血脂、脂肪肝、多囊卵巢综合征等异常，需内分泌科就诊，医师将评估患者情况，完善各项检查，筛查糖尿病等疾病，制定合适的诊疗方案。

糖尿病不是中老年人的专利，健康的生活方式至关重要，儿童青少年也需警惕糖尿病这一"甜蜜的杀手"。

（杨心瑜　卞华）

体检空腹血糖偏高，我是得了糖尿病吗？

医生，我有个小问题

我今年 43 岁，单位组织体检，报告空腹血糖偏高（6.9 毫摩尔 / 升），我是得了糖尿病吗？

身边有朋友说可以吃药预防，真的吗？我该怎么办呢？

医生解答

空腹血糖 6.9 毫摩尔 / 升确实比正常血糖偏高了，需要进一步检查确定糖代谢状态。

在此首先强调空腹血糖是指在隔夜空腹（至少 8~10 小时未进任何食物，可以饮水）后测得的血糖值，餐前血糖和睡前血糖都不能与空腹血糖画等号。

糖尿病诊断标准是什么

糖尿病诊断标准为：

典型糖尿病症状（即多饮、多尿、多食，不明原因体重下降），空腹血糖 ≥ 7.0 毫摩尔 / 升，或者随机血糖 ≥ 11.1 毫摩尔 / 升，或者口服葡萄糖耐量（OGTT）2 小时 ≥ 11.1 毫摩尔 / 升，又或者糖化血红蛋白 ≥ 6.5%。

如果没有典型糖尿病症状，需改日复查一次。两次血糖异常，无典型症状也可确诊。

还需强调如糖化血红蛋白作为诊断标准时，其检测方法必须标准化且有严格质量控制。

有必要了解一下糖尿病前期

正常血糖为空腹血糖 <5.6 毫摩尔 / 升并且 OGTT 2 小时血糖 <7.8 毫摩尔 / 升。

在糖尿病和正常血糖间的糖代谢状态称为糖尿病前期，包括空腹血糖受损和糖耐量减低。

空腹血糖受损

5.6 毫摩尔 / 升 ≤ 空腹血糖 <7.0 毫摩尔 / 升，并且 OGTT 2 小时血糖 <7.8 毫摩尔 / 升，说明人体对进食葡萄糖后的血糖调节能力尚好，但对空腹血糖调节能力轻度减退，称为空腹血糖受损。

糖耐量减低

当空腹血糖 <7.0 毫摩尔 / 升，并且 7.8 毫摩尔 / 升 ≤ OGTT 2 小时血糖 <11.1 毫摩尔 / 升，说明人体对葡萄糖的调节能力轻度下降，称为糖耐量减低。

按照你目前情况，建议行 OGTT 和糖化血红蛋白以明确你的糖代谢异常情况，可能为糖尿病前期或者糖尿病。

如何预防发展为糖尿病？

糖尿病前期如果不合理防治，发展为糖尿病的概率显著高于正常血糖人群，糖尿病前期的人群是预防糖尿病发生的重点人群。

需要强调糖尿病前期防治的最有效手段为健康的生活方式，我们倡导合理膳食、控制体重、适量运动、限盐、戒烟、限酒、心理平衡的健康生活方式。

中国大庆研究是国际上第一个证实生活方式干预可以预防糖尿病的大型研究，在糖尿病界具有里程碑意义，研究显示干预组推荐患者增加蔬菜摄入量、减少酒精和单糖的摄入量，鼓励超重或肥胖患者减轻体重，增加日常活动量，每天进行至少20分钟的中等强度活动，生活方式干预6年，可使30年随访时累计发生2型糖尿病的风险下降39%，发病中位时间推迟3.96年。因此建议你应拥有健康的生活方式。

合理饮食

首先应控制总热量，定时定量进餐，建议低脂、低糖、低盐、高纤维素饮食，宜食适量肉类，白肉（鸡鸭鱼肉）比红肉（猪牛羊肉）饱和脂肪酸含量低一些，粗细粮均衡搭配。

合理运动

肥胖超重者应减轻体重，坚持锻炼，每周至少应进行150分钟中等强度的有氧运动，如快走、慢跑、打太极拳、骑自行车、乒乓球、羽毛球、登楼梯、爬山坡等。应注意运动项目、强度要与自身年龄、爱好及身体承受能力相适应。

调整心态

日常生活还应该保持愉悦的心情，提升幸福感，这些都有利于预防糖尿病。

药物预防

除均衡饮食、合理运动、改善体重等干预手段外，有部分降糖药物可以用于糖尿病的预防，但是应强调，需要在医生指导下使用，并且糖尿病前期预防的最有效手段仍为生活方式的干预。

目前，随着人们生活水平的不断提高，糖尿病患者数量日益增多。糖尿病应该引起我们的高度重视，一定要有健康、规律、科学的生活方式，避免这"甜蜜的负担"来到我们身边。

（鹿斌）

2 型糖尿病怎么预防?

元宵佳节,同学聚餐,面对一桌佳肴,小陈同学却显得有些食不下咽,小许医生不禁疑问道:"小陈,饭菜不合胃口吗?"小陈同学连忙回答道:"不是的,最近我参加体检,查出来血糖 6.7 毫摩尔 / 升偏高了,我爸爸有糖尿病,我很担心自己也会变成糖尿病患者。"小许医生安慰道:"别担心,其实糖尿病也是可以预防的,只要选对方法。"

2 型糖尿病是一种常见的慢性代谢性疾病,可以引起多种急慢性并发症,例如心梗、脑梗、糖尿病肾病、糖尿病周围神经病变、糖尿病周围血管病变等等,会给人们带来巨大的健康危害。但是 2 型糖尿病是可防可治的,如果采取积极的措施,2 型糖尿病也是可以预防的。对于 2 型糖尿病的预防,我们的目标是预防或延缓糖尿病发作、保留 β 细胞功能,预防或延缓微血管并发症和心血管并发症。

识别风险人群

对于 2 型糖尿病的预防,识别高危人群十分重要。以下是糖尿病发病的高危人群: ≥ 45 岁的成年人,有妊娠期糖尿病史的女性,以及体重指数（BMI）>25 千克 / 米 ^{2} 并有一个或多个其他糖尿病危险因素，包括：

（1）一级亲属患糖尿病的家族史；

（2）高危种族 / 民族（如非洲裔、拉丁美洲裔、亚裔及美国印第安人）；

（3）久坐的生活方式；

（4）高血压；

（5）血脂异常；

（6）心血管病史；

（7）女性的多囊卵巢综合征。

对于这部分高危人群，我们可以检测糖化血红蛋白（HbA1c）或空腹血糖（FPG），如果 FPG ≥ 7 毫摩尔 / 升或者 HbA1c ≥ 6.5%，那就符合糖尿病的诊断标准。如果 FPG 在 5.6 毫摩尔 / 升 ~7.0 毫摩尔 / 升或者 HbA1c 在 5.7%~6.4% 之间，那说明存在糖代谢异常，是需要我们引起关注的人群，需要立即改变生活方式，并且之后每年进行一次 FPG 和 HbA1c 的检测。如果血糖指标正常，即 FPG < 5.6 毫摩尔 / 升或 HbA1c < 5.7%，那后续也需要每 2~3 年复查一次 FPG 和 HbA1c。

生活方式干预

对于空腹血糖在 5.6 毫摩尔 / 升 ~7.0 毫摩尔 / 升或者糖化血红蛋白在 5.7%~6.4% 之间的高危人群，需要积极地改变自己的生活方式，主要包括行为纠正、饮食治疗、体力活动、戒烟几个方面。旨在减轻体重和提高体力活动水平的膳食和锻炼，可以改善糖耐量，预防糖耐量异常（IGT）进展为 2 型糖尿病。

那什么样的饮食能预防糖尿病呢？有一种地中海饮食被发现似乎降低了糖尿病的发病率。地中海饮食通常富含水果、蔬菜、全谷类、豆类、坚果和种子，包括橄榄油，并且允许摄入少量至中量的鱼肉、禽肉和乳制品以及少量红肉。

对于糖尿病高危人群还推荐每周的大半周进行每日 30~60 分钟的中等强度有氧运动，即每周至少 150 分钟的中等强度有氧运动。150 分钟 / 周的中等强度体力活动相比久坐的糖尿病发生风险更低。

此外，对于吸烟的患者，如果能戒烟，一定要戒烟，吸烟会增加 2 型糖尿病的风险。戒烟或能通过减少全身性炎症来降低糖尿病风险。

药物治疗

对于生活方式干预失败或者不能承受生活方式干预的高危人群，药物治疗可能对预防 2 型糖尿病有帮助。对于部分（年龄＜ 60 岁和 / 或 BMI ≥ 35 千克 / 米 ^{2}，或有妊娠期糖尿病史的女性）存在糖耐量异常、空腹血糖受损或者 HbA1c 在 5.7%~6.4% 之间的患者，如果生活方式干预未能改善血糖指标，建议可以使用二甲双胍预防糖尿病。此外，超重或肥胖的糖尿病前期患者，使用司美格鲁肽治疗肥胖时可能有助于延迟或预防糖尿病的发作。但是以上药物的使用一定要遵医嘱哦。

对于已经处于糖尿病前期的患者，不要恐慌，预防 2 型糖尿病，最重要的就是管住嘴、迈开腿，积极地改善生活方式可以使我们的血糖指标逆转，避免继续进展为 2 型糖尿病。

（许艳岚　卞华）

糖尿病的饮食该注意什么?

对于糖尿病患者来说,饮食是防治过程中非常重要的一个环节。糖友如果不注意控制饮食,很可能会导致血糖波动,病情加重。

饮食记住三个关键词

关键词一:总能量

糖尿病患者吃饭要有一个量,每天摄入食物的总热量是需要限制的。

1. 计算总能量

总的能量摄入应该按照标准体重来计算,即:身高(厘米)-105为标准体重(公斤)。比如,身高165厘米的人,标准体重为60公斤。一般非体力劳动者,每天的总能量摄入为每公斤体重25千卡(俗称大卡)。比如,身高165厘米的非体力劳动者,每天的总能量摄入为1500千卡。

2. 学会能量交换

在饮食摄入量的计算中,还有一个能量交换单位的概念,以90千卡作为一个能量交换单位。比如,25克生米做的饭就是90千卡,也就是一个能量交换单位。

如果想控制好自己的血糖，总能量的摄入是比较关键的。比如，油脂类的，我们一般每天只能吃一调羹油，约 9 克，就相当于 90 千卡了。牛奶的话，每天可以饮用一个单位或者更多一点。同一种类食物可以相互交换，比如主食中 25 克米饭相当于 100 克土豆，其中一种多吃一点没有问题，但是总能量的摄入就要相应地减掉多吃的这部分。

3. 走出误区

（1）有的人认为吃饭是能量摄入，而吃菜或者零食没有能量摄入。

这是一种错误的认识，吃菜和零食甚至很多饮料都有能量的摄入。"有些人认为，只有米饭才有能量，其实并非如此。比如碳水化合物类中，除了米饭还有饼干、土豆等，不是说土豆不能吃，但吃了土豆就要减去相应的碳水化合物的摄入量。"

（2）有些人觉得自己没有吃饭，血糖怎么就升高了呢？

其实是因为他吃了很多零食，比如瓜子、花生，这些零食的能量是很高的，一小撮花生的能量就能达到 90 千卡。而蔬菜类食物中，豆制品的能量比其他蔬菜类要相对高一些，绿叶蔬菜的能量基本上都很低。

（3）有些人认为，秋冬季节气温下降，需要摄入更多的热量来抵御严寒。

糖尿病患者还是应该按照平时的能量控制饮食，即使是冬季也不会有很多的能量消耗。现在空调用得多了，真正暴露在低温环境中的机会和时间并不多。有些人冬季运动量相对减少，导致能量的消耗也减少。夏天的时候有的人反而运动量大、出汗多，导致能量消耗增加。所以，各个季节不同的人群能量消耗都会有一些波动，基础代谢也可能有波动，但一般都不会有很明显的改变。

关键词二：升糖指数

另外还有一个需要了解的概念是食物的升糖指数。

升糖指数高的食物，食用后血糖容易快速升高，然后又迅速下降，导致明显的血糖波动。"比如粥类，由于水煮后容易吸收，升糖指数就比较高，所以我们不建议糖尿病患者喝粥。有些人喜欢做一些营养粥吃，吃多了就不利于血糖的平衡。"卞主任提醒说，一般容易消化的精细食物的升糖指数相对比较高。所以，糖尿病患者不建议粗粮细作，主食粗糙一些，吸收慢了血糖就更加平稳。

升糖指数低的食物，食用后血糖上升就比较缓慢而平稳。蛋白质含量高的食物，升糖指数就会相对低一些。比如，同样的面食类食物中，意大利通心粉中蛋白质的含量比一般的面条要高，所以升糖指数就比一般的面条低，血糖就容易控制。

关键词三：均衡

我们将食物主要分为六大类，第一大类就是碳水化合物，其次是蔬菜、水果、鱼肉、乳制品及油脂类食物。一般建议：碳水化合物占总能量摄入的50%~60%，脂肪小于30%，蛋白质20%左右。

其中，油腻的食物要少吃，因为这类食物的能量相对都比较高，而且对身体健康也不利。各类营养物质的摄入，要保持相对的平衡。

水果的摄入量，如果空腹血糖控制在8毫摩尔/升以下，每天可以吃一份水果，相当于200克梨或橙子或猕猴桃，或500克西瓜。"水果都能吃，但不能多吃，只能吃一份。"

应对饥饿小窍门——吃得少反而不觉饿

很多糖尿病患者容易产生饥饿感，刚吃过饭没多久就又觉得饿了。但是卞主任表示，这种饥饿并不是机体真的缺少能量的表现。"2型糖尿病有一个特征，就是胰岛素分泌和血糖高峰不匹配，这类患者有一定的分泌胰岛素的功能，但是胰岛素分泌高峰是后移的。"正常人的胰岛素分泌高峰是在进食后的半小时内，而 2 型糖尿病患者胰岛素的分泌高峰是延迟的，在餐后半小时到一小时内，甚至两三个小时，落到了第二餐前。这个时候血糖降下来了，就会觉得饥饿。

其实，如果进餐的时候少吃一些，就不会刺激胰岛素过度分泌，这样反而不容易饿。

另一方面，尽量不要吃升糖指数高的食物，这类食物容易引起餐后高血糖，当糖友尚存有一定胰岛细胞功能时，可引起胰岛素不恰当地分泌，导致第二餐前的低血糖。建议吃一些升糖比较平稳的食物，就不容易引起第二餐前的低血糖，不容易产生饥饿感。我们平时建议容易饥饿的人吃一些可以增加饱腹感的食物，其实这类食物就是升糖指数相对较低的食物。

（卞华）

糖尿病患者主食到底吃多少?

作为营养师，在我们的日常工作中，会遇到很多新发的糖尿病患者有各种各样的疑惑。有的人会说糖尿病就是不吃甜的东西，也有人说就是不吃米饭，不喝粥，那么到底哪种说法是更合理的呢？其实都不对。糖尿病的治疗是综合疗法，有运动疗法、健康教育、药物治疗、血糖监测和营养治疗。而在糖尿病的营养治疗之中，合理地控制能量摄入是顶顶重要的。我们需要吃主食，但到底应该吃多少？

糖尿病的营养治疗
（视频）

其实啊，这就是一道纯粹的应用题。

第一步，首先先来计算 BMI，BMI= 体重（千克）÷ 身高（米）^{2}，计算结果用于判断胖瘦程度（见表1）。

表1　身体质量指数（BMI）与人体胖瘦程度

体重过低	正常体重	超重	肥胖
≤ 18.5	18.6~23.9	24~27.9	≥ 28

第二步，根据 BMI 结果找到合适的通用系数（见表2）。

表2 能量需要量的通用系数

身体活动水平	体重过低	正常体重	超重或肥胖
重体力（如搬运工）	45~50	40	35
中体力（如电工安装）	40	30~35	30
轻体力（如坐式工作）	35	25~30	20~25
休息状态	25~30	20~25	15~20

比如说有一位身高1.6米，体重60千克的女性办公室文员，我们就叫她小栗子吧，她的BMI代入公式为23.4千克/米^2，是正常体重，办公室文员属于坐式工作的轻体力劳动，那从上表中就可以找到通用系数为25~30。

第三步，代入公式计算得到能量需要量。

能量需要量 = 通用系数 × 标准体重

标准体重：

男性标准体重 =［身高（厘米）–100］× 0.9（千克）

女性标准体重 =［身高（厘米）–100］× 0.9（千克）–2.5（千克）

把小栗子的身高代入公式：

计算得到标准体重为（160–100）× 0.9–2.5=51.5千克，

能量需要量 = 通用系数（25~30）× 标准体重（51.5千克）= 1287.5~1545千卡

所以小栗子一天所需的能量为1287.5~1545千卡。

这些数值该如何应用，就必须进展到应用题阶段了。我们来引入另外一个概念，叫作食物成分交换。

第四步，食物交换份的应用。

什么是食物成分交换？就是将同类型的食物进行交换以达到平衡的目的。这样做既可以满足食物的多样性，又可以将摄入的食物分成几份，更好地定量，才能有效地控制摄入量。

对于糖尿病患者来说，合理地控制主食的摄入，对平稳血糖来说是极为重要的。主食，顾名思义，就是日常生活中最主要的食物，是谷物。谷类食物，是碳水化合物的最主要来源，位于我们膳食宝塔的最底层，按照食物交换的原则在这个膳食宝塔最底层的食物都可以进行交换。

中国居民平衡膳食宝塔(2022)

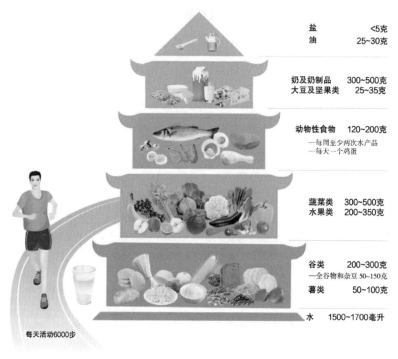

盐	<5克
油	25~30克
奶及奶制品	300~500克
大豆及坚果类	25~35克
动物性食物	120~200克
——每周至少两次水产品	
——每天一个鸡蛋	
蔬菜类	300~500克
水果类	200~350克
谷类	200~300克
——全谷物和杂豆 50~150克	
薯类	50~100克
水	1500~1700毫升

每天活动6000步

图 1　中国居民平衡膳食宝塔（2022）（图片来源于中国营养学会官网）

食物交换份又是如何来计算的呢？

全日碳水化合物交换份数 = 全天能量摄入量（千卡）× 碳水化合物占总能量比 ÷90 千卡（一个交换份所提供的热量）

最新发布的《中国 2 型糖尿病防治指南（2022 年版）》中建议碳水化合物所提供的能量占总能量的 45%~60%。假设小栗子一天可以吃到 1545 千卡的食物，碳水化合物占比设为 50%，那么代入上述公式：

小栗子全天的碳水化合物交换份数 = 全天能量摄入量（1545 千

卡）×碳水化合物占总能量比（50%）÷90千卡（一个交换份所提供的热量）=8份

一个交换份又有多少食物呢？（见表3）

表3　一个交换份的食品重量

食品名称	重量（克）	食品名称	重量（克）
大米、小米、糯米、薏米	25	干粉条	25
高粱米、玉米楂	25	苏打饼干	25
面粉、米粉、玉米面	25	烧饼、烙饼、馒头	35
燕麦片、莜麦面	25	面包、窝窝头	35
荞麦面、苦荞面	25	生面条	35
挂面、龙须面	25	马铃薯	100
通心粉	25	鲜玉米（1个带棒心）	200
绿豆、红豆、芸豆、干豌豆	25		

这样看还是有点不知所云，太过书面化，下面为大家展示一下它们的大概形象。

以下食物的熟重都是由等量交换份的生重蒸或煮熟制而成。

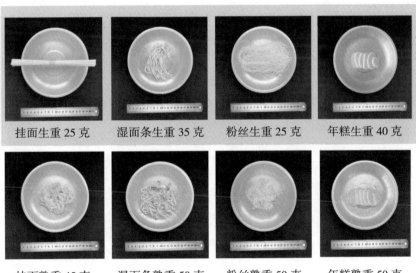

挂面生重25克　　湿面条生重35克　　粉丝生重25克　　年糕生重40克

挂面熟重45克　　湿面条熟重50克　　粉丝熟重50克　　年糕熟重50克

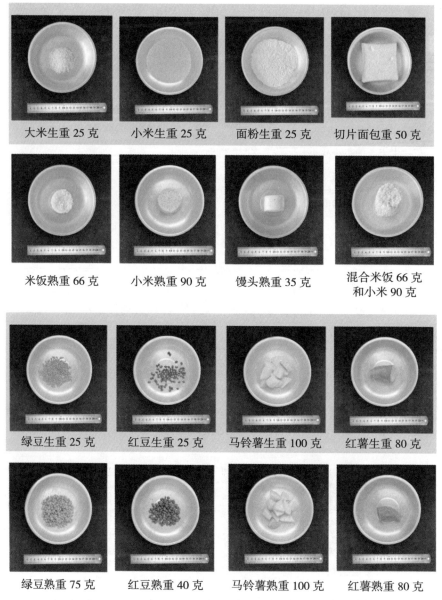

大米生重 25 克　　小米生重 25 克　　面粉生重 25 克　　切片面包重 50 克

米饭熟重 66 克　　小米熟重 90 克　　馒头熟重 35 克　　混合米饭 66 克和小米 90 克

绿豆生重 25 克　　红豆生重 25 克　　马铃薯生重 100 克　　红薯生重 80 克

绿豆熟重 75 克　　红豆熟重 40 克　　马铃薯熟重 100 克　　红薯熟重 80 克

图 2　一个交换份的主食示意图（图片为华山医院临床营养科自制）

在上述的食物中，杂粮和杂豆在同等条件下蒸熟，它们的重量和形态都比大米表现得更加优秀，如果在蒸大米的时候掺上一点杂粮，那可是加量不加价，划算得不得了！

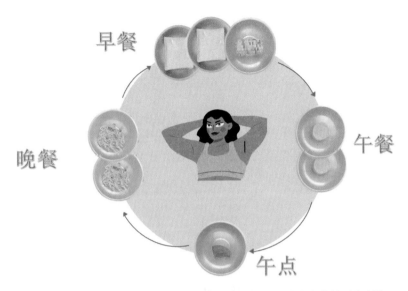

图 3　一天八个交换份的主食安排（图片为华山医院临床营养科自制）

　　再来看看小栗子，一天八个交换份的主食该如何安排呢？早上可以吃两个交换份的切片面包＋一个交换份的玉米，中午可以吃两个交换份的小米饭，下午加餐一个交换份的小红薯，晚上就少吃一点吧，吃两个交换份的挂面，一天就是八个交换份的食物。

　　糖尿病患者到底应该吃多少主食？其实就是一道需要结合公式计算的应用题，仅需四步就可得到全天主食的交换份数。通过这四步，就可掌握糖尿病主食摄入的秘密。学会合理地控制主食摄入和分配，平稳血糖就成功了一大半！

（张静娴　田芳）

糖尿病患者怎样运动？

运动是治疗糖尿病的重要措施之一，定期运动可以预防和延缓糖尿病及其并发症，提高生活质量。但不少糖尿病患者对运动缺乏重视，或不知道怎样运动，导致无法维持长期规律运动。糖尿病患者应该怎样运动、有哪些注意事项？一起来学学吧！

运动前评估

除了合并心血管疾病或微血管并发症的患者，糖尿病患者参加轻—中强度的身体活动不需要进行运动前的医学评估。

需要进行运动压力测试患者：

（1）年龄＞40岁，有或无糖尿病以外的心血管疾病危险因素。

（2）年龄＞30岁且存在任意一项或几项：1型或2型糖尿病持续时间＞10年；高血压；吸烟；血脂异常；增殖性或增殖前视网膜病变；肾病，包括微量白蛋白尿。

（3）以下任何一项，不论年龄：已知疑似心血管、冠状动脉或外周动脉疾病；自主神经病变；晚期肾病伴肾衰竭。

制定运动方案

运动方案的制定应遵循个体化原则，充分考虑患者自身病情特征、运动环境等因素。

（1）运动方案内容：推荐的运动类型包括有氧运动、抗阻运动、灵活性运动、平衡运动（见表4）。

表4　推荐的运动方案

运动类型	形式	强度	频率	持续时间	进展
有氧运动	散步、慢跑、骑自行车、游泳、水上活动、划船、跳舞、间歇训练	40%~59%储备摄氧量或RPE11~12（中等强度）；或60%~89%的储备摄氧量或RPE 14~17（高强度）	3~7天/周，两次运动之间的间隔不超过两天	每周至少进行150~300分钟中等强度身体活动或75~150分钟剧烈活动，或两者的等效组合	进展速度取决于基线环境、年龄、体质量、健康状况和个人目标，建议逐渐增加强度和量度
抗阻运动	自身重量、机器、松紧带或体质量作为阻力，进行8~10次涉及主要肌肉群的锻炼	在1RM的50%~69%（中等强度），或在1RM的70%~85%（高强度）	2~3天/周，不能选择连续几天	每组重复10~15次，每种特定运动1~3次	在可承受的范围内，首先增加阻力，然后增加训练次数，最后增加训练频率
灵活性运动	静态、动态或PNF拉伸，平衡练习，瑜伽、太极	拉伸到紧绷或轻微不适的程度	2~3天/周，甚至可以更多，通常在肌肉和关节热身时使用	每次拉伸（静态或动态）10~30秒，每组重复2~4次	在可承受的范围内，只要不痛，就可以增加拉伸范围
平衡运动	平衡练习：下半身和核心阻力练习、瑜伽、太极	没有设置强度	2~3天/周，甚至可以更多	没有设置持续时间	在可承受的范围内，平衡训练应该谨慎进行，降低跌倒的风险

注：PNF=本体感觉神经肌肉促进疗法，RPE=主观运动强度，RM=最大重复次数

（2）各年龄段患者身体活动推荐：

①儿童和青少年患者：3~5岁学龄前儿童每天都应该进行体育锻炼；6~17岁儿童和青少年应每天至少进行60分钟中高强度身体活动，训练内容以每周至少三天的中高强度有氧运动为主，还要包括每周至少三天的肌肉强化训练及每周至少三天的骨骼强化活动。

②成年患者：每周至少进行 150~300 分钟中等强度有氧运动或者 75~150 分钟高强度有氧运动或者中等强度结合高强度有氧运动；每周需至少进行两天中等强度或更大强度的主要肌肉群强化活动；每周至少进行 2~3 天的平衡训练；每周应至少进行 2~3 天的传统静态、动态拉伸及其他类型的身体活动，如瑜伽、太极拳等。

③老年患者：老年患者身体活动建议与成年患者活动量相同；每周至少进行 2~3 天的关节灵活性练习，将灵活性训练融入瑜伽等其他活动类型中；每周至少进行 2~3 天的平衡运动。因此，老年患者需要制定多组分身体活动方案，包括有氧运动、肌肉强化活动、平衡训练。对于无法达到当前活动量的老年人，应专注于功能健康和平衡能力的改善。

特殊人群的运动方案

（1）糖尿病自主神经病变患者：建议使用 RPE 评分监测运动强度；采取措施防止脱水、高温或低温。

（2）糖尿病周围神经病变患者：限制参与可能导致足部创伤的运动；非负重运动（自行车、椅子运动、游泳）更合适，但应避免足底溃疡未愈合时进行水上运动；避免需要过度平衡能力的运动。

（3）糖尿病性视网膜病变患者：对于不稳定的增殖性视网膜病变和严重的视网膜病变，避免进行需要屏气的、剧烈的高强度活动，包括举重、等长举重及举高；避免低下头的活动（如瑜伽、体操）或头部不适的活动；在没有测量最大心率的压力测试的情况下，使用 RPE 评分监测运动强度（RPE 10~12）；对于患有不稳定或未经治疗的增殖性视网膜病变、近期全视网膜光凝或其他近期眼科手术治疗的患者，禁止进行运动；了解疾病身体活动的具体限制条件及身体活动量的范围，须咨询眼科医生。

（4）糖尿病肾病患者：避免导致血压过度升高的运动（如举

重、高强度有氧运动），并在活动期间避免屏气；需要进行低强度的运动；如果能将电解质水平控制在一定范围内，透析治疗期间可以进行轻度至中度运动。

（5）糖尿病合并高血压患者：避免举重或屏气；使用大肌肉群进行动态锻炼，如低强度到中等强度的步行和骑自行车。

（6）糖尿病合并妊娠患者：积极参加身体活动，如20~30分钟/次的中等强度有氧运动；运动方案应与围产医师共同制定，以步行、固定自行车低强度有氧运动以及游泳为主，运动中应加强围产期的医学监护。

运动注意事项

（1）预防低血糖：使用胰岛素或促泌剂治疗患者在长时间、高强度运动后低血糖风险增加，需在运动中关注自身血糖变化，根据需要补充碳水化合物，或考虑调整胰岛素剂量方案。

（2）预防高血糖：短暂、剧烈运动可能会导致血糖暂时升高，大多数运动后血糖升高不需要治疗，也可通过增加胰岛素剂量或休息降低血糖。若血糖 > 16.7 毫摩尔 / 升，血酮或尿酮水平在参考范围内，应谨慎运动；若血糖 > 13.9 毫摩尔 / 升，且血酮和尿酮较高，禁止进行健身锻炼活动。

（3）预防热应激：患者在高温环境下锻炼时应谨慎，应尽量避免老年患者在高温环境下进行健身锻炼活动。

（班喜雷　卞华）

得了糖尿病，以下情况要住院

"得了糖尿病，门诊配药就够了，为什么要住院？"不少糖友或许有过同样的疑问。确实，通常情况下，只要驾好"五驾马车"（饮食、运动、药物、血糖自我监测、糖尿病教育），糖尿病可以通过自我管理和门诊随访得到控制。然而，糖尿病的入院治疗绝非"小题大做"，而且对于病情及并发症的评估、治疗非常重要。那么，什么情况下要住院呢？根据2017年发布的《中国住院患者血糖管理专家共识》中15条糖尿病住院标准，我们梳理出糖尿病患者需要住院的四大类情况，供糖友们参考。

新诊断糖尿病

（1）新诊断的2型糖尿病：须进行慢性并发症筛查或评估，或血糖较高（随机血糖＞11毫摩尔/升）须考虑胰岛素强化治疗者，推荐住院（注意，并不是每一位新诊断的2型糖尿病患者都需要住院！请咨询门诊医生意见）；

（2）新诊断的1型糖尿病；

（3）特殊类型糖尿病：包括胰岛 β 细胞功能遗传性缺陷、胰岛素作用遗传性缺陷、胰腺外分泌疾病、内分泌疾病、药物或化学品、感染、罕见的免疫介导糖尿病，以及糖尿病相关的遗传综合征。

（4）新诊断的糖尿病患者，不能明确分型，须入院进一步明确分型。

糖尿病遇上特殊情况

（1）妊娠：糖尿病妊娠或妊娠糖尿病；糖尿病患者计划妊娠或已妊娠时；妊娠糖尿病患者经门诊治疗血糖不达标；合并严重急、慢性并发症者；妊娠期须启动胰岛素治疗者；在产科住院的妊娠高血糖患者，依据血糖情况，必要时也应请内分泌科进行血糖管理。

（2）病程长（5~10 年），须进行慢性并发症筛查或评估的糖尿病患者。

（3）糖尿病合并各种应激状态，如心脑血管意外、创伤、感染和手术等。

血糖不理想，调整或强化治疗

（1）糖尿病血糖控制差或不稳定，经门诊调整治疗不达标者（血糖控制六个月后，糖化血红蛋白 > 7%）；

（2）糖尿病患者围手术期（术前 5~7 天至术后 7~12 天）血糖不达标；

（3）糖尿病患者在门诊治疗过程中，出现严重低血糖或经常出现低血糖症状者；

（4）需要安装胰岛素泵治疗的患者；

（5）糖尿病患者需要接受胰岛细胞移植或干细胞治疗者。

并发症诊治

（1）糖尿病合并急性并发症：如糖尿病酮症或糖尿病酮症酸中

毒（DKA）、高血糖高渗状态和乳酸酸中毒伴高血糖等；

（2）糖尿病合并各种严重慢性并发症：各种神经病变、视网膜病变、肾病、糖尿病足溃疡伴或不伴感染等；

（3）糖尿病合并多脏器功能不全：如肝、肾、心、肺功能不全等。

住院治疗，不一定代表病情严重。住院期间，患者可以得到全面合理的检查，评估血糖与并发症情况，能够获得更加完善、个体化的治疗；另外，在院内，患者可以了解到血糖监测、饮食运动治疗、药物使用等多方面的糖尿病管理知识，在出院后得以更好、更科学地进行居家自我管理。

对住院存在疑虑的糖友们可以对照上述内容，及时咨询医生意见，确认自己是否有必要住院。当然，在糖尿病的定期随访中，如果门诊医生推荐住院，患者也应该积极配合，对自己的健康负责！

（张淼　卞华）

胰岛素抵抗，怎么办？

病友：听了前面章节的讲解，我做了 OGTT 检查（见表 5）：

表 5　某病友的 OGTT 检查报告

	0 分钟	30 分钟	60 分钟	120 分钟	180 分钟
血糖（毫摩尔 / 升）	6.7	8.0	10.0	10.9	7.8
胰岛素（mU/ 升）	23.9	260	346	137	58
C 肽（微克 / 升）	3.49	14.7	20.1	10.70	5.45

医生：根据你的化验结果目前是糖尿病前期、合并胰岛素抵抗，需要调整生活方式、积极减轻体重来改善！

什么是胰岛素抵抗？

胰岛素是机体调节血糖最重要的激素，由胰岛 β 细胞分泌。胰岛素主要通过两种途径降低血糖：

（1）促进肌肉及脂肪组织摄取葡萄糖；

（2）抑制肝脏葡萄糖输出。

胰岛素抵抗又称胰岛素敏感性下降，是指胰岛素调节血糖的作用减弱，它是机体对能量过剩的一种代偿反应。长期摄入高糖、超重或肥胖会使胰腺超负荷工作、分泌更多的胰岛素以平衡血糖。

胰岛素抵抗等于糖尿病吗？

不等同。如果胰岛功能健全可以产生足够的胰岛素代偿，血糖即能维持在正常水平；反之，若长期超负荷运作后胰腺功能不足以弥补缺陷，血糖就会增高并逐渐发展为糖尿病。

胰岛素抵抗并不是绝对的病理状态，正常人一些特定情况下也会存在，比如青春期、妊娠中后期和老年人。

胰岛素抵抗有哪些危害？

胰岛素抵抗是诸多代谢异常的共同基础，包括肥胖、2 型糖尿病、血脂异常、高血压、脂肪肝、动脉粥样硬化、多囊卵巢综合征及认知障碍等。

怎么判断胰岛素抵抗？

（1）哪些人容易得：
①超重或肥胖体型；
②伴有黑棘皮（颈部、腋下等皮肤发黑）；
③不良生活习惯（例如喜欢高糖高脂饮食）；
④合并高血压、脂肪肝、多囊卵巢综合征、血脂异常等。
（2）哪些检查可以判断：
①胰岛素和 C 肽释放试验：正常人葡萄糖刺激后胰岛素分泌增多，一般在服糖后 30~60 分钟达到高峰，为基础值的 5~10 倍，180 分钟后恢复到基础水平。超重、肥胖与 2 型糖尿病患者根据胰岛 β 细胞的代偿程度呈现不同反应。
②胰岛素抵抗指数（HOMA-IR）和胰岛 β 细胞功能指数（HOMA-β）：根据空腹胰岛素和空腹血糖数值采用数学模型来评估机体胰岛素抵抗。

③高胰岛素正葡萄糖钳夹试验：是评价胰岛素抵抗的金标准。不过该试验需要特殊设备和专业人员，过程中需多次抽血，一般仅用于科学研究。

如何改善胰岛素抵抗？

（1）积极减轻体重；

（2）饮食调节：控制每日总热量摄入，营养均衡；

（3）适当运动：中等强度运动，循序渐进、持之以恒；

（4）药物治疗：需在医生指导下使用，例如二甲双胍、噻唑烷二酮类、SGLT-2抑制剂和GLP-1受体激动剂等。

胰岛素抵抗与日常生活息息相关，通过健康的生活方式、管理体重、遵循专科医生的指导可以有效改善胰岛素抵抗，从而预防、减轻甚至逆转2型糖尿病！

（季立津）

怀孕了血糖高怎么办?

四十有六的远房大表姐和表姐夫终于喜得一子,达成了结婚十年来的愿望,然而回顾整个孕期却并不太平。

自从得知表姐怀孕后,表姐夫一家便开始了供奉模式。为了给表姐补充营养,表姐夫鸡鸭鱼肉每天变着法地做,家务活更是全部承包,唯恐动了"胎气"。短短三个月,表姐的体重从64千克增长到了85千克。然而正当家里人沉浸在新生命即将到来的喜悦中时,意外发生了。这天,表姐突然腹痛,伴上吐下泻,以为是不小心吃了什么坏东西,便去家附近的药店买了点蒙脱石散、益生菌之类的药物,本以为是小事,但用药一天后症状仍不见好转。到了第二天半夜,表姐上厕所时自觉头晕得厉害,还喘不上气来。表姐夫吓坏了,马上叫救护车去医院,一查,血糖竟高达28毫摩尔/升!看着忙碌的医生护士,表姐夫心急如焚,拉住大夫便问:

我老婆这是怎么了!?

患者目前查下来血糖很高,同时还有血中酮体也很高,血气分析显示代谢性酸中毒,目前看来是糖尿病酮症酸中毒。

我们平时吃东西都很小心，怎么就中毒了？

这个病不是吃了有毒的东西那种中毒，是血糖没控制好出现的并发症。患者以前有糖尿病吗？

我们每年都体检，没听说过有糖尿病啊？就前面第一次产检的时候大夫有说血糖稍微有一点高。

那这样看来患者是妊娠期糖尿病。这次还好来得及时，不然大人和小孩可能都保不住。

这么吓人，这怀个孕怎么还得糖尿病了呢？

首先母体内的胎儿发育需要大量的能量，这部分能量来源主要就是葡萄糖，但胎儿自己所需葡萄糖只能从母亲体内获取，为了使胎儿获得足够的能量，胎盘便分泌大量的激素，如雌激素、孕酮、胎盘催乳素、皮质醇等来升高血糖。但体内降血糖的激素只有胰岛素一种，如果孕妇的胰岛细胞分泌胰岛素的能力跟不上血糖升高的速度便会出现高血糖。另外，这与患者的饮食习惯也有很大关系，像这样每天鸡鸭鱼肉，能量摄入严重超标，运动量少，体重剧增，脂肪堆积，这就导致出现"胰岛素抵抗"的现象，葡萄糖难以被利用以提供能量，血糖就更难下降了。这种妊娠期糖尿病往往还与遗传有关，如果亲属中有得糖尿病的话，那妊娠期糖尿病发病率比正常人群会高上好几倍。

原来如此……好像她父亲这几年也查出糖尿病来了。那听上去这个血糖高了不是对胎儿有益吗？为什么还会要命呢？

虽说是胎儿的发育需要糖，但是糖的量也需要维持在合理的水平。太高了会导致细胞本身出现能量代谢障碍，对胎儿发育产生不良影响。比如畸胎，早产，发育迟缓，甚至流产，死胎。出生后还极有可能出现呼吸窘迫、黄疸、低血糖症等。这个影响还极有可能持续到孩子成年，可能更易患高血压、2型糖尿病等。

对于母亲来说，像这回患者出现的糖尿病酮症酸中毒就是一个非常典型的急症。血糖高增加感染风险，这次发病诱因可能是饮食不洁引起的胃肠感染，但血糖过高时感染将更难以控制，且感染后能量需求将进一步增加。患者本身存在葡萄糖利用不良，能量供应不足，便把自身脂肪分解成葡萄糖，但副产物是酮体。酮体这个东西大量堆积便会导致酸中毒，危及生命。除了这个糖尿病酮症酸中毒之外，其他并发症还有妊娠期高血压，心脑血管意外等。严重的话都会危及生命。

这么危险啊，那应该如何预防这些危险的并发症呢？

首先要做好筛查。像你夫人这样，年龄大（>45 岁）、孕前肥胖（妊娠前体重指数 BMI ≥ 24），妊娠期体重增长迅速，有糖尿病、高血压或冠心病家族史的都属于妊娠期糖尿病的高危人群，首次产检（一般 6~12 周）时就要注意行糖尿病筛查。如果第一次产检正常，后仍须定期监测血糖，必要时行口服糖耐量实验（OGTT）。如持续正常，须于孕 24~28 周行 75 克 OGTT 实验，必要时孕晚期再次评估。如果不属于上述高危人群，则都要在妊娠 24~28 周行 75 克 OGTT 评估糖耐量状态。

第二要做好血糖监测，像你夫人这种情况，后面肯定需要进行一段时间的胰岛素等药物治疗了，需要自己买血糖仪至少每 2~3 天监测三餐前后血糖。若后面血糖稳定，可减少测血糖频率，但至少每周监测一天空腹和三餐后血糖，每三个月监测糖化血红蛋白。要维持空腹血糖 <5.3 毫摩尔／升，餐后 1 小时血糖 <7.8 毫摩尔／升，餐后 2 小时血糖 <6.7 毫摩尔／升，避免夜间血糖 <3.3 毫摩尔／升。葡萄糖目标范围时间（TIR）>90%，糖化血红蛋白（HbA1c）控制在 6% 以内。如出现不明原因恶心、呕吐、乏力、头晕等不适或者血糖控制不理想或其间发生低血糖（<3.3 毫摩尔／升）时应及时就医。

如此说来，我们第一次产检的时候大夫说血糖稍微有一点高，要我们注意控制饮食多运动之类的，但当时觉得高了也不是很多，如果减少饮食怕孩子缺了营荣，运动又怕动了胎气，就没当回事，看来这一切本可以避免啊。

经过一系列抢救治疗，表姐终于转危为安，在出院的前夕，二人手拉手再次走进医生办公室。

明天就要出院了，我们平时生活上都需要注意些什么呢，看网上说要少吃饭，多运动？

对于饮食，我们既不能因为担心胎儿营养不良而过多地摄入高热量食物，也不能因为担心血糖升得太快而刻意地减少食物摄入量。要保证足够的营养、维生素和矿物质。建议下载有食物热量换算功能的 APP，记录自己每日的饮食及每日能量摄入量，保证最低能量摄入不低于 1600~1800 千卡。尽量不吃含糖饮料、油炸食品、动物脂肪、精致谷物（米饭、馒头）。可改食升糖指数低的食物（玉米、荞麦、燕麦等杂粮）替代主食，增加绿叶蔬菜、膳食纤维、家禽、鱼类摄入，适量食用根茎类食物及坚果。水果则可选择升糖指数低的西红柿、柚子、苹果、草莓、桃子等，尽量不吃榴莲、菠萝蜜、甘蔗、龙眼、红枣等升糖指数高的水果。可以少食多餐，严禁暴饮暴食。

如果要运动的话，可行有规律的中等强度有氧运动如孕期瑜伽、散步、慢跑、健身操等，每周至少 5 天，每天 30 分钟。如果以前不运动的话，要注意循序渐进。不要进行快速跑、跳绳、打球、转呼啦圈等易引起摔倒、外伤或碰撞的运动。运动时出现阴道流血、流液、规律并有痛觉的宫缩、呼吸困难、头晕、胸痛、肌肉无力站不稳等应立即停止运动并及时就医。

另外，你这孕期体重增长速度过快，还需要注意控制体重增长速度，这里有根据孕前体重换算的体重增长控制目标参考。

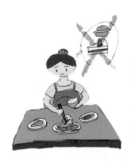

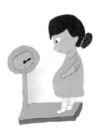

低体重（BMI < 18.5）：11.0~16.0 千克；

正常体重（BMI18.5~< 24）：8.0~14.0 千克；

超重（BMI24~< 28）：7~11.0 千克；

肥胖（BMI ≥ 28.0）：≤ 9.0 千克。

谢谢医生！

　　表姐和表姐夫长期按医嘱坚持控制血糖，终于产下了一个健康的宝宝，这天他们再次入院复诊。

我最近查血糖一直挺正常的，是不是痊愈了？

　　并不是，妊娠期高血糖对母体和胎儿的影响不是出了围产期就好了的。孕期出现高血糖的患者未来发生 2 型糖尿病风险较健康妇女更高。所以你仍需继续遵医嘱长期随访，并像这样保持良好的饮食及生活方式，才能继续保持健康。

　　加油哦！！！

（备注：本文图片为作者手绘）

（徐冰儿　卞华）

定期筛查，早防早治
——糖尿病究竟有哪些并发症？

50岁的王阿姨患有糖尿病已经近十年了。控制饮食，规律运动，服用二甲双胍和达格列净，家庭自测血糖；虽然有时血糖控制并不理想，可王阿姨总觉得这并无大碍，毕竟她自己全身上下没有感到任何不适。就在一个月前，王阿姨出门散步，一阵剧烈的胸痛突然找上门来。看着CT冠状动脉成像报告单上"冠状动脉粥样硬化性心脏病"的诊断，王阿姨百思不得其解：自己一向身体健康，为什么会突然遭遇冠心病呢？内分泌科医生告诉她，糖尿病是引发冠状动脉粥样硬化，导致心绞痛、心肌梗死等疾病的重要原因之一；糖尿病还可引发高血压、血脂紊乱、肾脏病变等并发症，共同增加心脑血管疾病的风险。

随着我国社会的发展与生活方式的改变，糖尿病的发病率不断增加，每十人中就有一人患有糖尿病。作为"甜蜜的刺客""沉默的杀手"，糖尿病本身症状轻微，却能引发多种并发症，损害全身各个脏器，甚至致残致死，严重危害身体健康。定期筛查、早防早治是控制糖尿病并发症的关键所在。

那么，糖尿病究竟有哪些并发症呢？

1. 糖尿病急症：高血糖与低血糖

相比健康人群，糖尿病患者的血糖往往波动较大，如坐过山车一般忽上忽下。以血糖过高、恶心呕吐、倦怠嗜睡、神志不清为主要表现的"糖尿病酮症酸中毒""高渗高血糖综合征"，以虚弱乏力、面色苍白、出虚汗、心悸、神志不清为主要表现的低血糖，它们都是以血糖控制不佳为主要表现的糖尿病急症，需立即前往医院就诊。

2. 感染：抵抗力差，容易反复发作

长期血糖控制不佳，会破坏免疫系统，降低糖尿病患者对各种病原体的抵抗力。尿频、尿急、尿痛、发热等症状反复发作，须警惕尿路感染；足癣、体癣往往经久不愈，需皮肤科诊治；疖子、痈疮等皮肤化脓性感染也更容易发生蔓延，甚至败血症。此外，糖尿病合并肺结核的发生率也会显著提高。

3. 动脉粥样硬化：影响血压、血脂，累及心脑血管

容易诱发动脉粥样硬化的危险因素，如腹型肥胖、高血压、高血脂等，在糖尿病人群中的发生率更高。糖尿病患者的动脉粥样硬化患病率高，发病更早，病情进展较快，可引发冠心病、心肌梗死、脑梗死、脑出血、肾动脉硬化、肢体动脉硬化等并发症。此外，糖尿病还可直接引发糖尿病心肌病、脑老化加速，须警惕相关症状的出现。

4. 糖尿病肾病：症状隐匿，治疗困难

糖尿病肾病早期症状轻微，仅有小便泡沫细密且久久不散，眼睑、脚踝水肿等表现。随着病情进展，还可出现乏力虚弱，面色苍白，全身浮肿，血压升高等症状，最终导致肾衰竭、尿毒症。定期体检，筛查糖尿病肾病至关重要。

5. 糖尿病眼病：早期无明显症状，须定期筛查眼底

糖尿病性视网膜病变已成为成人失明的主要原因。患者早期无明显症状，但随着疾病的发展，可因玻璃体积血、视网膜脱离而导致逐渐加重的视力丧失。及时发现、早防早治，定期眼科复查，才能减缓疾病进展。

6. 神经系统病变：手麻脚麻，痛觉过敏

糖尿病患者常出现手套或袜套式分布的手足麻木，感觉异常，痛觉过敏，触觉与冷热觉迟钝或消失，这些症状多由糖尿病性神经系统病变引发。此外，糖尿病患者还可出现腹泻、便秘、站立时低血压、心动过速、排尿困难、性功能障碍等症状，须警惕糖尿病性神经病变的发生。

7. 糖尿病足：最严重的慢性并发症

患者初期可表现为小腿、足部皮肤干燥、发凉，感觉迟钝，触觉、冷热觉丧失，皮肤颜色加深等。如未能及时发现、积极干预，病变部位可出现经久不愈的溃疡、感染，皮肤缺损、坏死，肢体坏疽，最终导致截肢。

糖尿病本身并不可怕，但每位患者都需要提高警惕，定期筛查，早防早治，将糖尿病并发症扼杀在萌芽之中。在内分泌科门诊定期就诊，通过药物等方式妥善管理血糖的同时，糖尿病患者还需要家庭监测血压血糖，定期门诊随访血脂、肾功能、眼底，对手足麻木、小便泡沫、视力减退等症状要提高警惕。只有定期筛查、早防早治，才能尽量减少糖尿病并发症的危害，提高生活质量，减轻患者负担。

（刘祺岭　卞华）

小便有泡泡，是糖尿病肾病吗？

陈先生，52 岁，近期面部和双腿出现浮肿，尿液中泡沫增多。医生仔细询问病情后，得知陈先生有二十多年的糖尿病病史，平时口服降糖药，但是并没有严格监测血糖，也没有适当进行饮食控制，血糖控制不佳，且近三年血压逐渐增高。进一步尿检发现陈先生 24 小时尿蛋白定量多达 2.5 克（正常为少于 0.15 克 /24 小时），眼底检查发现有糖尿病视网膜病变，医生诊断陈先生患上了糖尿病肾病。

什么是糖尿病肾病？

糖尿病肾病是糖尿病主要的微血管并发症，也是糖尿病患者死亡、致残的主要原因之一，若控制不佳，最终会发展为肾功能衰竭（尿毒症），需要靠透析、肾移植才能维持正常生活。

糖尿病肾病常见症状：

（1）泡沫尿：这是很常见也是最为人熟知的糖尿病肾脏病的表现。但是泡沫尿也可见于生理情况，这些情况下的尿泡沫少且小，消散较快，泡沫尿症状不会长期存在，可不予以过度重视。另外，小便泡沫增多，还可见于肝和胆道疾病、原发性肾脏病、尿路系统肿瘤或感染等，可以根据是否患有相关基础疾病进行初步自我判断。对于已确诊为糖尿病，且平时血糖监控不严格的人，若长期存在尿中泡沫增多，经久不散，应及时就诊，查明原因。

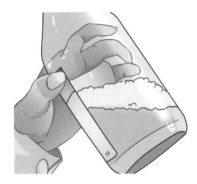
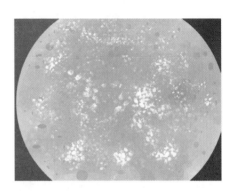

图 4　泡沫尿

（2）水肿：常表现为眼睑、面部、足踝等部位的水肿。轻压松手后会出现凹陷，数秒后恢复，且整体皮肤较软，也不会伴随红、热、痛等症状。早期以晨起水肿为主，晚期可一直存在水肿。

（3）高血压：是糖尿病肾病中晚期的常见表现，常因血糖控制不佳引起。表现为确诊糖尿病前无高血压，确诊后 10~20 年左右高血压逐步加重，可伴有动脉硬化（心悸、心绞痛）、脑血管疾病（头痛、一过性晕厥、偏瘫）等。

（4）糖尿病视网膜病变：表现为视力下降、飞蚊症、视物模糊

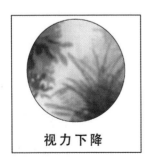
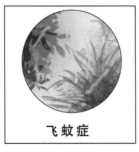
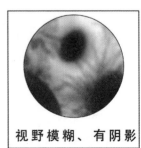

视力下降　　　飞蚊症　　　视野模糊、有阴影

图 5　糖尿病眼病症状

有阴影等，晚期可失明。改善生活方式、适当运动、定期眼科检查、早期干预等，可有效预防失明。

（5）其他表现：贫血（乏力、面色苍白）、消化系统症状（恶心呕吐、便秘、腹泻）、神经系统症状（手指和脚趾端刺痛、灼热感）、水电解质紊乱（肌肉无力、心律失常、手足抽搐）等。

常规检查：

1. 定期评估

糖尿病病程超过五年的患者每 3~6 月化验肾功能、尿蛋白定性、24 小时尿蛋白定量、糖化血红蛋白并注意监测血压，每年到眼科做一次眼底检查。

2. 关注尿蛋白

有条件时应做尿白蛋白测定。如果尿微量白蛋白增加，要 3~6 个月内增加检测三次，以确定是否为持续性微量白蛋白尿。

3. 严格控制血糖血压

如果确定微量白蛋白增加并能排除其他引起其增加的因素，应高度警惕并严格控制血糖。若血压 >140/90 毫米汞柱，应积极降压，使血压维持在正常范围。平时还应注意低盐、低脂、低蛋白饮食，以摄入优质动物蛋白为佳。

在确诊糖尿病后，患者不能忽略日常血糖血压的监控，应定期复查血尿常规，如果在早期微量白蛋白尿阶段就及时干预治疗，预后还是比较理想的；一旦出现肾功能的损害，将很快进展为肾衰竭，预后不佳。

（刘美研　杨叶萍）

胸闷气促，小心糖尿病心肌病

什么是糖尿病心肌病？

糖尿病心肌病是指发生于糖尿病患者，不能完全由其他心血管或非心血管原因解释，而是由糖尿病引起的一种特异性心肌病。确诊糖尿病的患者，若没有（或没有严重的）高血压、冠状动脉粥样硬化性心脏病（冠心病）、心脏瓣膜病（如风湿性心脏病）及其他心脏病变，但仍然出现了胸闷气促等心功能受损的表现，应当小心糖尿病心肌病。

糖尿病心肌病常见表现：

1. 充血性心力衰竭（1 型糖尿病和女性更常见）：

（1）胸闷、气促；

（2）心慌、心悸；

（3）乏力、呼吸困难（早期可表现为劳力后呼吸困难，晚期可表现为夜间阵发性呼吸困难，以至于不能平躺，须坐起才能呼吸）；

（4）双下肢水肿（早期常表现为脚踝部对称性水肿，之后可向上发展为全身性水肿，同时可合并尿量减少，体重增加）；

（5）颈静脉怒张（平卧或半卧时颈静脉明显充盈、扩张，可见血管轮廓）；

（6）体位性低血压（由于体位的改变，如从平卧位突然转为直立，或长时间站立时发生的低血压，出现头晕、眼前发黑、晕厥等）；

（7）咳粉红色泡沫痰；

（8）严重者可出现胸水、腹水；

（9）可有胃肠道瘀血的症状：腹胀、恶心、食欲下降等。

2. 心律失常：

（1）多表现为早搏或心率加快，可出现心悸的症状；

（2）也可出现头晕、晕厥、意识丧失等症状。

3. 心绞痛：

（1）心绞痛：胸闷不适，前胸阵发性、压榨性疼痛，伴胸部紧缩感，可伴上肢痛；

（2）不典型胸痛：胃痛、脖子痛、下巴痛、嗓子痛等。

提高警惕：

有糖尿病的患者，在出现活动后胸闷气急时，一定不能忽略，应及时就医做心功能的检查。而尚未确诊糖尿病的人出现上述症状，也应及时就医，若没有发现可解释症状的高血压、冠心病、心脏瓣膜病等心血管或非心血管疾病，就应该考虑有无糖尿病心肌病的可能，应接受糖尿病相关检查。

（刘美研　王熠）

远离糖尿病的致命并发症——糖尿病病足

刘先生，72岁，双足麻木二年，右足第4趾出现溃疡并逐渐变黑一周，来糖足门诊就诊。询问有无下肢麻木疼痛症状，有无间歇性跛行、静息痛症状；触诊发现右足背动脉、胫后动脉搏动消失，完善周围神经和血管初步评估，提示右侧下肢存在血管闭塞。收入院行下肢 CTA 检查示：双侧下肢动脉硬化闭塞；右侧股浅动脉全程闭塞，膝下动脉闭塞。经降糖、抗感染、换药和开通血管后，病情迅速好转。

什么是糖尿病足？

我国糖尿病患病率呈上升趋势，人们对血糖控制越来越重视，但对于糖尿病并发症尤其是糖尿病足的严重程度认知不足。临床研究结果显示，在糖尿病患病后十年左右，将有 30%~40% 的患者至少会并发一种并发症。患糖尿病的时间越长，并发症可能性越大，其中危害最严重，最致命的就是糖尿病足。

糖尿病足主要是在糖尿病神经病变和血管病变基础上并发损伤和感染后形成。糖尿病患者的长期高血糖对神经、血管和免疫系统产生破坏性影响，大大减弱了皮肤的屏障作用，降低了抵御炎症破坏和修复能力。对非糖尿病患者来说，轻微的足部创伤和足部状况是微不足道的，但对于糖尿病患者而言，即使是看似轻微的足部擦伤也可能继发严重感染，创面迁延不愈，重者可导致截肢，甚至死亡等严重后果。因此，血糖管理、足部护理和足病的筛查对糖尿病患者非常重要。

为什么会得糖尿病足？

糖尿病为什么会导致糖尿病足呢？周围神经病变、皮肤软组织感染和血管病变是导致糖尿病足的三大病因。

糖尿病神经病变

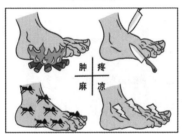

糖尿病下肢血管病变

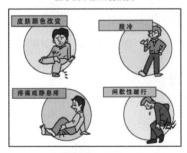

糖尿病足部感染

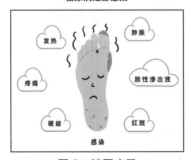

图6　糖尿病足

糖尿病周围神经病变

糖尿病周围神经病变是糖尿病对周围神经的损害。在糖尿病神经病变中，糖尿病性周围神经病变是最常见的病变，占所有糖尿病神经病变的 50% 以上。周围神经病变的症状千差万别，有时不能察觉，有时又非常令人苦恼。每个患者对于症状的感觉描述都不一样，有的患者只感觉足部存在轻微的刺痛；有的患者却感觉到严重的疼痛。但真正的危险却是——什么都感觉不到。如果足部感觉迟钝或者麻木，就不容易感觉外界给足部带来的伤害，轻微的损伤可能导致严重后果。

下肢血管病变

血液循环不良，除了糖尿病神经病变外，亦可导致糖尿病足发病的另一个常见原因是糖尿病导致周围血管病变或血液循环不良。血液给机体组织带来营养、氧气和抗感染细胞，以保持机体的健康。如果患者患有动脉硬化或存在吸烟等不良的生活习惯，这些因素会降低血液循环的速度，那么组织得到的血液就会减少，尤其是远端的下肢和足部，进而产生一系列的问题。由于糖尿病导致的血液循环不良，动脉很难将氧气和营养物质输送到腿部和足部，难以保持组织的健康。脚部缺乏足够的血液流动会导致疼痛、脚和腿抽筋、肿胀、皮肤发红、皮肤干燥、脚趾甲增厚等症状，并不容易感受到外界给足部带来的刺激。糖尿病神经病变和周围血管病变给足部带来双重打击。

糖尿病足感染

糖尿病神经病变使得感染的典型症状——红、热、痛等都可能被掩盖，特别是老年患者脚上的胼胝、红肿、擦伤、水疱、皮裂、足癣、甲沟炎等，可能导致感染的蔓延，应该及时到医院就诊，尽早处理。老年糖尿病患者由于免疫功能受损，可不出现全身的发热。

一些患者的足底溃疡在胼胝下面，对疼痛感知减弱，胼胝限制了溃疡排脓，导致蜂窝织炎的发生，使得病情快速恶化，因此当出现胼胝或皮肤下渗出聚集水疱，或者胼胝或脚趾下颜色改变，乃至出现疼痛或不适、肿胀、发热、红斑等时，都需要引起警惕，这很可能是足部感染的征兆。感染进一步蔓延，出现深部脓肿、骨髓炎、化脓性关节炎、筋膜炎等，预后不良。

如何防治？

糖尿病病程长，当出现下肢发凉、麻木、疼痛、间歇性跛行、乏力等症状的糖尿病患者须往门诊筛查。询问病史、足部体格检查、足部仪器检查、足部保护教育，必要时定制足部预防鞋垫。对于已有足部溃疡患者，进行分类诊疗：轻者门诊直接治疗；中重者，安排住院、后续规范化流程救治。

（崔巧丽　朱小明）

糖友们，你知道什么是糖尿病神经病变吗？

糖尿病神经病变是糖尿病最常见的慢性并发症之一。糖尿病神经病变的表现多种多样，严重影响患者的生活质量，也是糖尿病足和非创伤性截肢的主要原因。需要提高警惕的是，据研究报道大概有一半的糖友患有不同程度的神经病变！

糖尿病神经病变的临床表现都有哪些？

糖尿病神经病变最常见的临床表现为四肢末端开始的、呈手套袜子样分布的麻木、疼痛或感觉异常。疼痛可以是钝痛、烧灼痛、刺痛、刀割痛等多种疼痛表现，多为夜间加剧。感觉异常可表现为麻木、发冷、蚁行虫爬、发热、烧灼、触电样等感觉。此外还可有温度觉、痛觉的减退或缺失。

糖尿病神经病变还可以出现静息时心动过速、难治性恶心呕吐或腹泻、排尿不畅、尿潴留和男性阳痿等症状，部分少见症状还包括突然发生的眼球活动受限或者眼睑下垂等。

糖尿病神经病变的后果有哪些呢？

糖尿病神经病变发生疼痛时严重影响患者生活质量，夜不能寐，出现焦虑、抑郁等。随着糖尿病神经病变的发展，患者可能发生肢体损伤而全然不知的情况，如烫伤、异物损伤、足部外伤等而不自知，最终会引起皮肤破溃，严重者可导致最终截肢。

糖尿病神经病变应如何筛查和诊断呢？

糖尿病患者一旦出现上述症状，不论糖尿病病程的长短，均应到内分泌专科门诊进行相应检查，包括体格检查和一些必要的辅助检查。如果没有症状也建议每年进行一次筛查。体格检查常采用触觉、温度觉、振动觉、痛觉和踝反射等检查，辅助检查可根据病情选择定量感觉检查、肌电图等。当然除外其他原因引起的神经病变也很重要。

糖尿病神经病变应如何治疗？

对于 2 型糖尿病患者，我们建议严格的代谢控制，包括血糖、血压、血脂和戒烟等，这样可预防和延缓糖尿病神经病变的发生和发展。此外还应针对神经病变的发病机制给予相应的治疗。

最最重要的是，当"糖友"出现上述临床表现时，千万不要拖延，建议及时到糖尿病神经病变专病门诊或者内分泌门诊就诊。

（季立津）

中年危机遇上糖尿病，无性生活的痛谁能懂

43岁的朱先生是家里的顶梁柱，在一家私企当项目经理，一双儿女也正在读高中，本来事业顺利、家庭和睦，可这几年性功能逐渐下降，近半年甚至都没法过性生活，老婆虽然嘴上不说什么，但其实心里还是很介意的。有时候觉得很无奈，就想离婚一个人过算了，但望着一双儿女和操劳半生的老婆，又觉得舍不得。谁不想夫妻生活美满，可自己总是有心无力，中年男人的痛真是无法言说。

后来在老婆的开导之下朱先生终于来医院检查了。经过详细的询问和相应的测评，得知朱先生患糖尿病八年，目前使用胰岛素加二甲双胍治疗糖尿病，但血糖一直控制不理想；患者阴茎勃起差并逐渐加重有四年，而且偶发尿道刺痛、阴囊潮湿。

其实，朱先生是典型的糖尿病性阴茎勃起功能障碍，必须控制原发病，对糖尿病进行治疗，控制血糖。后经3~6个月生活方式干预加药物治疗，朱先生逐步稳定血糖，并恢复了正常的性功能。

糖尿病患者更容易发生 ED

男性勃起功能障碍（erectile dysfunction，ED）俗称"阳痿"，是糖尿病患者常见的并发症之一。资料显示，糖尿病患者 ED 的患病率为 35%~75%，50% 以上的糖尿病患者在糖尿病发病十年内发生 ED。随着年龄的增长和糖尿病病程的延长，ED 的发生率也显著增加。糖尿病患者 ED 的发生率是非糖尿病患者的 3~5 倍，严重影响了患者的生活质量和自信。而许多男性糖尿病患者就诊时往往羞于向医生反映性功能障碍的症状，延误了诊治。

糖尿病患者为什么容易发生 ED？

那是什么原因导致的 ED 呢？主要原因有四个：

1. 植物神经"坏"了

随着糖尿病病程的延长，如果血糖控制不理想，会不可避免地出现神经病变。植物神经病变是糖尿病患者引发勃起功能障碍的主要原因，骶髓植物神经（S2-S4，代表骶副交感支）支配肛门括约肌张力、肛周感觉、球海绵体反射，发生神经病变后，患者龟头及会阴部皮肤的敏感度下降，同时受到刺激后传入脊髓中枢的冲动减弱，神经元释放神经递质减少，从而导致勃起反射减弱或消失。而海绵体的勃起是需要受到刺激后，才会使血管充盈，而糖尿病会引发神经感知迟缓的症状，迷走神经的损伤便会导致阳痿。

2. 血管"坏"了

糖尿病会引起全身各脏器的血管病变，阴茎的血管也不例外。据统计，大约有 50% 的糖尿病 ED 患者存在阴茎血管的病变，特别是阴茎的小动脉血管病变较为严重，主要表现为血管内膜增厚，内皮下层水肿，中膜肌层肌纤维分离、增生和钙化，严重的可出现血管腔狭窄甚至闭塞。血管病变后，进入阴茎的血液会减少，没有充足血液的支撑，就算是想硬，也硬不起来。

3. 肌肉"坏"了

人体的肌肉分为骨骼肌和平滑肌。不要小看了阴茎，其实阴茎也是有肌肉的，不过是平滑肌，主要存在于阴茎海绵体和尿道海绵体内。阴茎海绵体是阴茎勃起的物质支柱，随着糖尿病的进展，阴茎海绵体平滑肌的数量会减少，肌原纤维会受到明显损害，平滑肌纤维的收缩和舒张能力大大减弱，从而导致海绵体不能充分充盈、膨胀，就会出现阴茎疲软的状态。

4. 心情"坏"了

糖尿病患者每天都需要控制食欲、吃药或者打针，还需要经常性地检测血糖，往往背负着沉重的思想负担。还有中年糖尿病患者因为工作压力大，经济负担重，不自信；有些因为夫妻感情不好，病程较长的患者，还会出现各种并发症，常常出现焦虑不安、烦躁的情绪，心情都好不到哪里去。心理因素在性生活中也是占据着很大的重要性的，没有好的心情，"一切"免谈。

当然，不只男性，女性糖尿病患者也容易产生性欲降低、性唤起障碍、性高潮障碍、性交疼痛、阴道干涩等症状。

糖尿病引起性功能障碍怎么办？

糖尿病本身就是一种慢性疾病，如果出现了性功能障碍的情况，往往说明病变已经比较严重，如果想拥有"性福美满"的生活，那么从现在做起，严格控制好血糖等，不要等到出现并发症的时候才重视，则悔之晚矣！

1. 诊断

合并男性勃起功能障碍的糖尿病患者，请及时去正规医院诊治。诊断方法有以下几点：

（1）阴茎多普勒超声检查；

（2）血管活性药物诱发勃起试验；

（3）阴茎血流指数（penile flow index，PFI）；

（4）骶髓植物神经（S2~S4，代表骶副交感支）的检查；

（5）性激素测定；

（6）心理学评估；

（7）心率变异性分析。

2. 生活方式干预

对于 ED 患者，生活方式干预可降低心血管风险并改善勃起功能，生活方式干预包括：戒烟酒、规律地运动锻炼、控制体重、糖尿病饮食管理，在治疗性功能障碍的同时，必须积极控制和治疗糖尿病，不然会导致原发病继续恶化，性功能障碍治疗也就难以见效。

3. 保护血管神经

积极治疗并发症，糖尿病性功能障碍中 65% 因为神经病变，70% 因为动脉硬化。可以使用一些营养神经的药物包括各种维生素，治疗糖尿病神经病变的药物，另外还可选择一些扩张微小血管的药物。

4. 调理情志

首先患者自身应克服悲观情绪，树立战胜疾病的信心。糖尿病性功能障碍患者的心理压力很大，患者的配偶应该给他们更多的关心，共同就性问题展开坦诚、相互尊重和理解的交流，千万别再一味指责、挖苦、讽刺、羞辱配偶了，这样只能造成恶性循环。

5. 药物治疗

如果通过以上几种方式治疗后仍未取得良好进展，则可采用药物治疗，许多糖尿病友对采用药物心存顾虑，其实大可不必，在医生的指导下采用雄性激素类药物，还可调整心血管，治疗高血压、内皮功能紊乱等，好处多多噢。主要包括两种药物：

（1）睾酮补充治疗。

睾酮补充治疗前，需充分评估潜在风险及获益，排除睾酮使用禁忌证。睾酮补充治疗前，评估血细胞比容及前列腺特异性抗原，治疗后每六个月定期评估。

（2）5型磷酸二酯酶抑制剂（西地那非、他达那非、伐地那非）。

5型磷酸二酯酶抑制剂已广泛用于ED治疗。众多研究证实PDE5有潜在的治疗高血压及内皮细胞功能紊乱的作用。西地那非和他达那非有治疗肺动脉高压的作用。

对ED的治疗须考虑心血管功能的稳定，不能对心血管系统产生不良影响。西地那非，俗称"伟哥"，可以扩张全身血管，起效快。很多人对采用此种药物心存顾虑，其实大可不必。在医生的指导下采用雄性激素，还可适当调整心血管、高血压、内皮功能紊乱等病症。但必须在医生的指导下使用，血压低、心脏功能差、使用硝酸甘油降压的患者不能用，否则有生命危险。反过来，也要考虑一些常用的心血管药物对勃起功能的影响。

例如，具有血管舒张作用的β受体阻滞剂奈必洛尔与其他β受体阻滞剂相比，较少对勃起功能产生影响；血管紧张素受体阻滞剂较其他抗高血压药物（如利尿剂）对勃起功能无明显影响。

（陈立立　周丽诺）

糖友，当心骨头被碰瓷

糖尿病影响全身各个器官，导致各种慢性并发症发生，如糖尿病大血管病变、视网膜病变、肾脏病变、神经病变等，可导致患者心血管病死亡、截肢、失明、终末期肾衰，随着社会各界对糖尿病的关注，这些糖尿病慢性并发症也越来越被重视。但骨质疏松症被称为静悄悄的病，糖尿病患者往往容易忽视骨质疏松。

糖尿病患者是不是更容易骨折？

答案是肯定的，无论是 1 型还是 2 型糖尿病患者，他们比普通人更容易发生骨折。2019 年《糖尿病患者骨折风险管理中国专家共识》指出青少年和成人的 1 型糖尿病患者的髋部骨折风险升高 4.4 倍，且 1 型糖尿病患者各年龄段骨折发生率都高于非糖尿病者，髋骨骨折的年龄比非糖尿病患者提前 10~15 年。2 型糖尿病患者骨折风险明显超过普通人，骨折部位多见于髋部、足部和近端股骨，其中新发髋骨骨折的风险是非糖尿病患者的 1.38 倍。

为什么糖尿病患者容易骨折?

骨的密度和质量是决定骨强度的两大因素。对于1型糖尿病患者而言,青少年起病、胰岛素绝对不足、高血糖、渗透性利尿导致的骨钙丢失、胰岛素样生长因子I的缺乏、体形偏瘦和自身免疫等因素很容易引起成骨代谢异常,导致骨密度降低、骨质量下降两大因素,并影响到骨量峰值的获得,因而骨折风险高。2型糖尿病患者则常常因为肥胖和高胰岛素血症的影响,骨密度不一定降低,但长期高血糖导致骨质量受损,反而比非糖尿病患者更容易发生骨折。随着糖尿病病程增加,骨折风险增加。简而言之,2型糖尿病患者的骨骼更脆,更容易发生骨折。

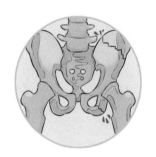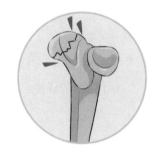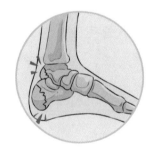

图7　糖尿病患者骨折部位

糖友如何远离骨折?

(1)控制血糖是第一步。糖化血红蛋白不达标增加糖尿病患者的骨折风险,低血糖更可能增加患者跌倒风险,导致骨折发生。糖尿病并发症,如糖尿病视网膜病变、糖尿病肾病等,都会进一步增加骨折风险。

远离骨折第一步应做到平稳降糖,避免低血糖,减少糖尿病并发症的发生。

(2)应仔细选用降糖药物。有其他高骨折风险的糖尿病患者,应该避免使用噻唑烷二酮类（如罗格列酮）等能影响骨代谢的药物，推荐选用那些具有骨保护作用的降糖药物，如二甲双胍、GLP-1 受体激动剂等。

（3）倡导健康生活方式。糖尿病患者应保持健康的生活方式，包括适度运动、加强肌力；均衡饮食、充足日照，保证足够的钙和维生素 D 摄入；减少钠盐摄入，戒烟。

及时检测骨量、评估骨折风险。尤其是绝经后女性及 50 岁男性，应每年进行骨密度检测及骨折风险评估。骨质疏松症早发现早治疗，千万别等到骨折再治疗。

（4）合理使用抗骨质疏松药物。当出现以下情况应积极使用抗骨质疏松药物：

①椎体或髋部脆性骨折（即受到轻微创伤或日常活动中即发生的骨折）；② DXA 法检测腰椎、股骨颈、全髋或桡骨远端 1/3 骨密度 T 值≤ –2.5；③骨量低下（ –2.5< T 值 <-1.0 ），伴有脆性骨折（肱骨上段，前臂远端或骨盆）；④ FRAX 计算出的十年髋部骨折概率≥ 3% 或任何主要骨质疏松性骨折概率≥ 20%。在保证钙和维生素 D 的摄入同时，可根据患者的特点选择抗骨吸收制剂或骨形成促进剂治疗，有助于提高骨密度，降低骨折风险，这与非糖尿病患者的抗骨质疏松相同。

（5）最后糖友须预防跌倒。预防跌倒从以下几个方面入手：如果糖友出现步履蹒跚、步态不稳、注意力不集中、反应迟钝的表现，提示存在认知能力和平衡能力下降，须进行认知与平衡训练。提倡糖友选择自己喜爱的运动项目，进行适量的、持续的运动，有助于锻炼体力、增强力量和平衡功能。降压药、抗抑郁药、催眠药等药物服用后可能增加跌倒的危险，须按医嘱正确服药，如出现跌倒情况，需医生重新评估，尽量减少服药的数量和剂量。最后改善家庭环境也非常重要，如把常用物品放在方便取用的地方、保持行走过道干燥无水渍、浴室地面铺设防滑垫、马桶设置扶手，保持室内光线充足、设置夜灯方便老人起夜等，这些小措施都可以提高老人的生活安全性，有效地避免骨折发生。

糖尿病患者骨质量下降，骨折风险升高，所以应该更加积极地预防和治疗骨质疏松，避免被糖尿病"碰瓷"。

（孙全娅）

你知代糖有多少？正确看待及选购

近些年来，"控糖""戒糖"已经不单单只与患有"糖尿病"的人群相关，它还成为一种"健康生活方式"的标签，受全民所追捧。人们对糖的观念转变也随之带来了食品市场的变动，据中国知网数据及公开资料，代糖产品（主要集中在饮料、烘焙、糖果类等）的规模已经占全球70%左右，并呈持续增长趋势。

基本概念：代糖是什么？

代糖可以理解为是一种添加糖的替代品，既有甜味又低热量。这里的添加糖顾名思义就是厂商、厨师或消费者添加到食物中的糖。有不少人会把糖与碳水化合物画等号，其实糖并不等于碳水化合物，碳水化合物还包括寡糖、多糖。搞清这三者关系很有必要（见表6），利于我们在面对琳琅满目的产品时，辨清产商的陷阱。

表6 碳水化合物，糖，与代糖的关系

碳水化合物	寡糖			麦芽糊精、棉子糖、水苏糖、低聚果糖等	
	多糖			淀粉、纤维素、半纤维素、果胶等	
	糖（单糖/双糖）可以理解为有甜味的碳水化合物	天然糖 存在于水果、蔬菜等天然食物中（食物本身自带的糖）			
		添加糖 厂商、厨师或消费者添加到食物中的单糖和双糖			
		代糖 添加糖的替代品，主要泛指那些低热量的甜味剂	营养性代糖（少量热量）	糖醇类	木糖醇、山梨糖醇、麦芽糖醇、甘露醇、赤藓糖醇等
			非营养性代糖（无热量）	人工合成类	三氯蔗糖、甜蜜素、阿斯巴甜、糖精等
				天然类	甜菊糖、罗汉果甜苷、甘草甜素等

二、争议点：代糖＝健康？

表7 目前已知的代糖潜在优劣势

1. 通常只需要一点点的代糖就可以达到和蔗糖差不多的甜度 2. 低热量，对血糖影响小 3. 有防止蛀牙的作用	1. 长期可能导致体内激素的混乱，从而报复性摄入更多食物和糖分 2. 扰乱和破坏肠道微生物环境，导致便秘、腹泻、消化不良等各种肠道问题的可能

代糖是否对身体有益，是否可以放心长期大量使用，目前还存在不少争议。面对这些争议我们该怎么做呢？

第一步：端正自己的心态

举个例子：

小A：

只要吃了代糖做的东西，我就可以安心地随便吃了。可以实现甜食和快乐水自由了！

小 B ：

最近饮食控制实在是太辛苦，偶尔奖励自己喝个代糖饮料。

通过上面这个例子，可以看出小 A 的心理状态是一种欺骗性心理，只是把代糖当作一个借口，让自己安心放肆地吃；反之，小 B 则有一种鼓励性心理，把代糖当作服务自己去更好追求健康饮食的一个工具。我们应该时刻保持像小 B 一样的心态，这样才能让代糖发挥它的最大益处。

第二步：不长期大量食用

目前长期食用代糖的健康影响还有待考证，不推荐长期大量食用。

小绝招：关注产品背后信息，不掉进商家陷阱

第一步：巧看营养成分表

多数食品说的"无糖"，是指制作过程中没有添加葡萄糖、果糖、蔗糖、乳糖、麦芽糖，或者添加的这些糖含量可以忽略不计。但食品原料本身也可能含糖，例如牛奶中天然含有的乳糖。不少人会将商家宣传的"零糖"理解为"零碳水"，甚至理解为"零卡"。解决这些问题的最佳方案就是学会看营养成分表。

举个例子（见表 8）：

表 8　营养成分表

项目 /Items	每 100 克	营养素参考值 %
能量	2049 千焦	24%
蛋白质	6.9 克	12%
脂肪	20.5 克	34%
——反式脂肪（酸）	0 克	
碳水化合物	68.0 克	23%
——糖	0 克	
膳食纤维	2.1 克	8%
钠	380 毫克	19%

从图中就可以看出，该产品虽然为"零糖"，但绝对不是"零卡""零碳水"产品。

第二步：巧看配料表

品名：××牌无蔗糖饮料

配料：水，全脂奶粉，脱脂乳粉，印度红茶，稀奶油，结晶果糖，赤藓糖醇，冷萃咖啡液，碳酸氢钠，D- 异抗血酸钠，单 / 双甘油脂肪酸酯，双乙酰酒石酸单双甘油酯，食用香精。

不少商家打着"无糖"的旗帜，实则只是个幌子，需要我们在购买的时候擦亮眼睛，看清配料表。打个比方：

这款饮料就是典型的"混淆视听"。打着擦边球，故意将产品标识为"无蔗糖"而不是"无糖"，为的是让我们下意识地以为这就是无糖饮料。仔细看配料表的话，就会发现这就是一款有糖饮料。配料表里虽然加了代糖（赤藓糖醇），但还加入了结晶果糖。不少人会将结晶果糖误认为代糖，其实它就是"糖"。那如何一下子就能认出配料表里的糖哪个是代糖呢？下表可以作为参考（见表 9）。

表 9　快速识别出不是代糖的糖（添加糖）的小技巧

1. 大部分带有"糖"字为添加糖 麦芽糖浆、玉米糖浆、麦芽糖、葡萄糖、乳糖、高果糖、玉米糖、蔗糖、白砂糖、结晶葡萄糖等	以下除外： —甜菊糖（代糖） —低聚果糖、聚葡萄糖、低聚糖 —甘露糖（纤维）
2. 注意蜂蜜、果汁这些"隐形"添加糖：甘蔗汁、蜂蜜、浓缩果汁、水果浓缩浆等	
3. 某醇、某精、某素大部分为代糖 木糖醇、蔗糖素、糖精等	以下除外： —糊精：淀粉水解产物

聪明控糖，健康常伴！

（陈阳　田芳）

得了糖尿病还会出现低血糖吗?

65岁的王阿姨有十年的2型糖尿病病史。目前服用二甲双胍,并采用三短一长的胰岛素注射方案。王阿姨表示由于一天打四次胰岛素实在是太麻烦了,偶尔她吃得不多的时候会不打,或者有时多打一点,下一次就不打了。近一个月,王阿姨在家自测血糖时发现餐后血糖总是很高,好多次测出来都>10毫摩尔/升。王阿姨害怕血糖太高会有危险,因此想赶紧将血糖降下来。

近一周来,王阿姨几乎完全不吃主食,只吃蔬菜鱼类和豆制品,连水果也不敢吃。王阿姨表示自从开始控制饮食后,自己偶尔会出现心慌、手抖和头晕,人也没力气,不知道是出了什么问题,遂至内分泌科就诊。

内分泌科的医生告诉她,这是低血糖了。王阿姨震惊地表示:"什么?我不是有糖尿病吗?我血糖高得不得了,怎么还会低呢?"

很多糖尿病患者在生活中都更为重视高血糖,然而实际上,糖尿病患者在治疗过程中也可能发生血糖过低的现象。低血糖可导致不适甚至生命危险,也是血糖达标的主要障碍,应该引起特别注意。

引起糖尿病低血糖的原因

对于糖尿病患者而言，由于对血糖的自我调节能力受损（升糖和降糖能力均受损），在治疗过程中除了注意血糖升高外，还要避免可能会引起低血糖的因素。常见的原因包括：

（1）药物：胰岛素或胰岛素促泌剂：胰岛素、磺脲类和非磺脲类胰岛素促泌剂均可引起低血糖。因此，对于患者而言在使用这些药物时，应该严格遵照医嘱，特别是不可以自己随意增加用量或者加用药物。

（2）未按时进食，或进食过少：患者应定时定量进餐，如果进餐量减少则相应减少降糖药物剂量，有可能误餐时应提前做好准备。

（3）运动量增加：运动前应增加额外的碳水化合物摄入。

（4）酒精摄入，尤其是空腹饮酒：酒精能直接导致低血糖，应避免酗酒和空腹饮酒。

对于王阿姨来说，她随意增减胰岛素的用量，同时进食过少却没有调整药量都是引起低血糖的原因。

糖尿病低血糖的危害

若低血糖十分严重且持续较长时间，可引起大片脑组织坏死软化，使得患者出现不可逆的脑萎缩和痴呆，甚至死亡。糖尿病患者常伴有自主神经功能障碍，影响机体对低血糖的反馈调节能力，增加了发生严重低血糖的风险。同时，低血糖也可能诱发或加重患者自主神经功能障碍，形成恶性循环。此外，低血糖发作时，可导致心率加快或窦性心动过速。很多的冠心病患者常常因为低血糖发作而诱发心绞痛甚至心肌梗死。

糖尿病低血糖的表现

患者可表现为交感神经兴奋（如心悸、焦虑、出汗、饥饿感等）和中枢神经症状（如神志改变、认知障碍、抽搐和昏迷）。但老年患者发生低血糖时常可表现为行为异常或其他非典型症状。夜间低血糖常因难以发现而得不到及时处理。有些患者屡发低血糖后，可表现为无先兆症状的低血糖昏迷。

糖尿病的血糖诊断和处理

接受药物治疗的糖尿病患者只要血糖水平 ≤ 3.9 毫摩尔 / 升就属低血糖范畴。糖尿病患者血糖 ≤ 3.9 毫摩尔 / 升，即需要补充葡萄糖或含糖食物。严重的低血糖需要根据患者的意识和血糖情况给予相应的治疗和监护。

对于糖尿病患者来说，可以做好哪些预防或应对措施呢？

（1）应常规随身备用碳水化合物类食品，一旦出现上述低血糖症状，立即食用；

（2）如果出现严重或反复发生的低血糖应及时就医调整糖尿病的治疗方案，并适当调整血糖控制目标；

（3）按时吃饭，规律饮食；

（4）合理膳食。都说糖尿病患者不能吃太甜，但是并不代表不能吃碳水化合物，也不代表要节食。可以在医生或营养师的建议下，评估自身营养状况，设定合理的营养治疗目标，调整总能量的摄入，合理、均衡分配各种营养素，达到代谢控制目标。

（范晨敏　卞华）

肥胖症

肥胖是一种病

有句老话"胖人三分财，不富也镇宅"。其实不然，肥胖不仅会影响美观，还会引起许多健康问题，例如高血压、糖尿病、血脂异常。1997年，世界卫生组织（WHO）首次将肥胖定义为一种疾病，一种多因素导致的慢性代谢性疾病，表现为体内脂肪堆积过多和（或）分布异常。

肥胖患者常较怕热，轻中强度活动（例如快走、爬楼）后容易气促、气喘、胸闷，甚至日常活动能力降低。除了肥胖本身引起的健康问题，它还会导致代谢性并发症和生物力学并发症。

肥胖引起的代谢性并发症，最常见的是糖耐量异常、2型糖尿病。肥胖患者的肝脏、肌肉、脂肪在胰岛素的作用下处理葡萄糖的能力下降，即胰岛素抵抗。胰岛素抵抗导致患者长期胰岛素分泌异常增多（即高胰岛素血症）。长此以往，分泌胰岛素的胰岛 β 细胞受损，导致糖耐量异常和糖尿病。

肥胖患者也常合并高血压。国外研究发现，体重每增加4.5千克，收缩压上升4毫米汞柱。肥胖患者高血压发病年龄也提前，一些30多岁的年轻肥胖患者体检时就发现血压明显升高。肥胖导致高血压的原因，与胰岛素抵抗、内分泌激素异常（例如肾素—血管紧张素—醛固酮系统的激活）、交感神经兴奋性升高有关。肥胖患者减重后，血压会下降，甚至高血压会"治愈"。

肥胖患者也常合并高脂血症、高尿酸血症、痛风。这与患者高脂饮食（例如油炸食物、奶油蛋糕、肥肉）和高嘌呤饮食（例如动物内脏、肉汤）习惯、胰岛素抵抗、脂代谢、嘌呤代谢异常有关。

非酒精性脂肪性肝病（NAFLD），俗称"脂肪肝"，也是肥胖患者常见的代谢性并发症。患者没有明显的饮酒史（每周酒精饮用量男＜210 克，女＜140 克），常在体检时发现肝脏转氨酶升高、B 超发现肝脂肪浸润或脂肪肝。如果不及时治疗，脂肪肝可发展为肝纤维化、肝硬化，甚至肝癌，后果严重。

肥胖患者心脑血管疾病（例如冠心病、心力衰竭、脑梗死）的发生率也明显升高。这也与患者合并胰岛素抵抗、高脂血症、高尿酸血症有密切关系。肥胖患者因心脑血管疾病的死亡风险也明显增加。

除了以上常见的代谢性并发症，肥胖还会出现生物力学并发症。生物力学并发症是指由于过重的体重负荷对机体器官的不良影响。比如睡眠呼吸暂停综合征、骨关节病。肥胖患者常有夜间打鼾，严重时会出现呼吸暂停，导致夜间缺氧，损害心脏、大脑等器官功能，升高血压、血糖，甚至导致呼吸停止、猝死。肥胖患者的骨关节病，主要是体重对膝关节、脊柱关节的负荷导致，患者常有活动障碍或关节疼痛。压力性的尿失禁是患者在咳嗽、打喷嚏、大笑时因为腹内压增加出现不自主溢尿，成为一些肥胖患者的困扰。

肥胖还会影响生育功能，比如出现月经不调、多囊卵巢综合征（PCOS）、性腺功能减退等。肥胖患者恶性肿瘤的发病风险也明显升高，常见的肿瘤为乳腺癌、卵巢癌、结直肠癌、胰腺癌等。

因此，肥胖作为一种疾病，需要采取积极治疗，可不能因为错误的观念放任体重增加。

（刘玥隽）

肥胖的原因解密，你会中招吗？

肥胖就是因为吃得多、动得少吗？作为一名内分泌科的医生，我要告诉你，其实造成肥胖是有很多原因的。你如果有肥胖的烦恼，不妨对比一下看看有没有中招。

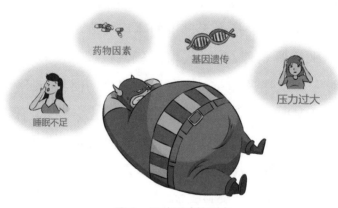

图 8　肥胖形成的因素

（1）遗传因素。研究表明父母双方有一方肥胖者，子女肥胖的可能性为 40%~50%；父母双方均肥胖，其子女约 70%~80% 肥胖，尤其是母亲肥胖者更为明显。因此，父母有肥胖的话，我们更要关注体重，提前预防肥胖。

（2）疾病因素。有些内分泌疾病也会导致肥胖，所以需要到医院检查相关的激素水平。比如说甲状腺功能减退、皮质醇激素升高、生长激素升高等都会引起病理性肥胖，需要及时就诊，避免病情加重。

（3）精神因素。食欲中枢功能受制于精神状态，心宽体胖和压力性肥胖都是和精神因素有关的肥胖。所以如果有比较严重的精神问题，还是需要及时就医进行心理疏导。

（4）睡眠因素。导致肥胖的原因还有脂肪没睡够！研究发现长期睡眠不足，也会发胖，甚至引发多种疾病。

（5）药物因素。有些药物也会引起肥胖，比如长期使用激素、避孕药和精神类等药物都会引起肥胖，所以需要在医生的指导下规范用药，切忌乱用药。

（苗青）

肥胖会遗传吗？

随着生活水平的提高，肥胖的发生率日益增高，然而生活中我们也常常听到这样的话——"为什么我吃得不多，也经常运动，但就是容易发胖呢？难道是遗传的？"那么，"遗传性肥胖"是否真的存在，又究竟是怎么回事呢？今天让我们来一探究竟。

事实上，肥胖是遗传、环境和行为相互作用的结果，除了"吃得多，动得少"等后天因素外，遗传因素占了影响肥胖因素的40%~75%。目前，遗传性肥胖可以分为单基因和多基因导致的肥胖。下面让我们简单介绍一下。

单基因肥胖是指单个基因突变导致的肥胖，它的致病基因比较明确。单基因肥胖主要是影响食物摄入和能量消耗的相关基因发生了突变，导致患者吃得多但消耗减少，从而继发肥胖。这类基因突变的肥胖患者通常表现为过度摄食、肥胖和一系列的内分泌紊乱，如胰岛素抵抗、性腺功能减退等。单基因综合征肥胖患者除了有早发的重度肥胖外，Prader-Willi综合征（PWS）除了肥胖还伴随着智力障碍、发育畸形等先天异常。

单基因肥胖的诊断主要依赖于早发的重度肥胖伴特异性临床表现、肥胖相关家族史及基因检测。其中基因检测是诊断单基因肥胖的"金标准"，通过这一技术手段，医生可以精确地捕捉到患者基因组上的突变信息，例如 LEP、LEPR、POMC、NPY、MC3R 和 MC4R 等基因突变，而 PWS 综合征多由于父源性 15 号染色体片段缺失，而母源基因不表达导致。结合基因信息往往可以帮助医生明确诊断。

一般来说，针对肥胖的治疗包括生活方式干预、药物治疗及手术治疗，虽然单基因遗传性肥胖致病机制比较特别，但目前其治疗仍离不开这"三部曲"。其中，生活方式治疗，如控制饮食、加强锻炼及改善体质是控制肥胖的基本治疗方法。此外，针对基因表达产物的特定药物如瘦素类似物美曲普汀等药物目前也已表现出了较好的治疗效果，但总体而言，针对单基因遗传性肥胖的药物和手术治疗还较为局限，需要进一步的临床试验证据进行验证。此外，随着基因治疗技术的完善，我们可以期待有朝一日在基因层面上改变单基因遗传性肥胖的传统治疗方式。

多基因遗传性肥胖是另一种重要类型。顾名思义，多基因肥胖是由多个基因变异引起的，各变异基因的作用相互叠加，并与环境相互作用，从而导致肥胖。既往研究已经确定了人类基因组中约 150 个与肥胖相关的基因变异，如 ENPP1、TBC1D1、FTO、BDNF 等。不同于单基因肥胖中某个基因突变一定会导致肥胖，多基因肥胖中的基因突变并不一定会导致肥胖，也有可能表现为肥胖患病的易感性增高。后者是指在生活方式完全相同的情况下，携带这些基因突变的人群相比于正常人群，肥胖的风险会更高。因此，对这部分人群而言，基因检测也可以使患者更好地了解自己，从遗传层面上明确自己是"易胖"还是"易瘦"体质，从而指导生活方式、药物和手术干预。

总而言之，虽然单基因肥胖和多基因肥胖的机制略有不同，但遗传因素在肥胖的发生发展中起的重要作用是毋庸置疑的。深入了解肥胖的遗传因素，不仅可以让我们更好地了解自身"先天"因素，也有助于更好地开展生活方式、药物和手术干预。

（陈颖）

肥胖是福还是祸？

有种不胖叫妈妈觉得你不胖，因为妈妈觉得能吃是福，胖一点是营养好。那么肥胖到底是福还是祸呢？

身边经常碰到一些人到中年，越来越发福，大腹便便，平时汗多怕热，不停喘气，高血压、冠心病、高血脂、糖尿病、痛风缠身，四处求医未果的朋友。

这就是肥胖带来的健康恶果。全球因肥胖造成死亡的人数已经达到了非常可怕的数字，世界卫生组织已将超重、肥胖定义为一种慢性病。

肥胖对我们人体有哪些危害？

（1）导致血脂异常。肥胖者，特别是腹型肥胖者比普通人更容易表现为高胆固醇血症、高甘油三酯血症、低密度脂蛋白异常升高。

（2）增加脑血管病变。肥胖者容易患高血压、高血脂及糖尿病，而这些人群大脑更容易出问题，脑出血和脑梗的发生比例是正常人的5~10倍。

（3）增加心脏负担。肥胖者血压、血脂升高和血液总量的增加会加大心脏负担，重者可以出现明显的心功能衰竭。

（4）导致脂肪肝。大约有一半的肥胖者患有脂肪肝，而且会逐渐向肝硬化、肝癌进展。

（5）容易患各类肿瘤。肥胖人群患胃肠道、肝脏、胰腺、妇科等肿瘤的风险会增加 10%~60%，因此，减肥远远不是为了好看那么简单，还是为了更健康！

（苗青）

肥胖会生不出孩子吗？

近年来，越来越多的研究发现，除糖尿病、高血压、心血管疾病等并发症外，肥胖对男性、女性的生育均有明显的负面影响。

肥胖影响女性生育

女性 BMI 与生育能力呈负相关，超重女性生育能力下降 8%，肥胖者下降达 18%。肥胖妇女 BMI 每增加一个点，自然受孕率下降约 5%。

研究发现，肥胖本身是女性不孕症的重要原因，会增加女性计划怀孕至临床妊娠的时间。肥胖导致不孕主要是因为肥胖引起的慢性低度炎症、性激素结合球蛋白降低、瘦素抵抗、脂肪因子等影响下丘脑—垂体—性腺轴、卵母细胞、子宫内膜和胚胎，进而引发不孕。

约 30% 的肥胖女性患有多囊卵巢综合征（polycystic ovarian syndrome，PCOS），而多囊卵巢综合征常常伴有雄激素增高，成为女性不孕的重要原因。PCOS 患者的卵泡生长被抑制，卵巢形成充满液体的囊肿，使排卵障碍，甚至无排卵，进而引发不孕。PCOS 常在青春期发病，主要临床表现有月经稀发、闭经或不孕、多毛、脱发、反复发作的痤疮、肥胖及卵巢增大呈多囊状。

肥胖影响男性生育

肥胖男性出现精液量过低的危险概率高达60%，精子异常概率高达40%。当身体脂肪过多时，睾酮（雄激素）就容易转变成雌激素，使体内雌激素水平升高、睾酮水平降低。睾酮是产生精子的重要条件，睾酮降低会导致精子的生成受到影响，而引起继发性男性生育功能减退，如阴茎短小、睾丸发育不良、勃起功能障碍、精子排出的质量和活力下降。此外，大部分肥胖患者体温较高，会导致睾丸环境温度过高进而影响精子质量。

遗传性肥胖影响生育

某些基因突变的肥胖症常合并生殖器官发育畸形，生育能力下降，常见的是Prader-willi综合征（prader-willi syndrome，PWS）。PWS俗称小胖威利综合征，是儿童严重肥胖最常见的遗传性原因之一，发病率约为1/30000~1/10000。PWS是一种由染色体基因缺失或沉默引起的遗传病。发生的原因主要为父源性15号染色体杂合性缺失（约占70%~75%）、两条15号染色体都来自母亲（约占20%~25%）和印记中心基因突变（约占2%~5%）。可以通过基因芯片、甲基化检测及基因测序诊断。

PWS肥胖患者常表现为不可抗拒的食欲亢进和强烈的索食行为，导致体重持续增加及严重肥胖。性腺功能减退症是PWS最常见的激素缺乏症。在大多数PWS男性个体中，睾丸组织学显示精原细胞数量减少或缺失；而PWS女性患者，或者没有卵泡发育，或者卵巢组织结构异常。

总结

因此，肥胖的育龄期男性和女性都需要警惕生育功能异常，一旦出现勃起功能障碍、月经周期不规则如月经稀发、闭经等，需要引起重视，警惕肥胖导致生育障碍的可能。对于这部分患者最根本的解决方法就是减重。研究表明，减重可以改善男性和女性的性激素平衡和性功能、男性的精子数量和女性的受孕率。特别对于严重肥胖患者，减重术后 90% 以上女性多囊卵巢综合征缓解，80% 以上男性肥胖相关性腺功能减退症消退，男性不育也明显改善。

（陈颖）

胖胖的睡眠"杀手"
——阻塞性睡眠呼吸暂停综合征（OSA）

肥胖患者咽喉部脂肪较多，夜间睡眠时，上气道压力更大，脂肪挤压上气道导致上气道狭窄更容易出现打鼾。因此，肥胖是阻塞性睡眠呼吸暂停综合征（OSA）发生、发展的重要危险因素，且与其严重程度密切相关。OSA 是指各种原因造成的睡眠期间上气道反复塌陷，引起呼吸暂停和通气不足，伴有打鼾、睡眠结构紊乱，导致长期慢性缺氧、白天嗜睡和多系统损伤的慢性疾病，严重者可导致睡眠期间猝死。

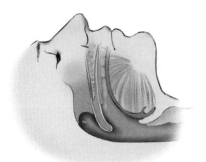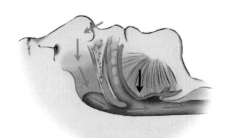

图9

OSA 的诊断标准

1. 诊断标准

（1）出现以下任何一项及以上症状：

①白天嗜睡、醒后精力未恢复、疲劳或失眠；

②夜间因憋气、喘息或窒息而醒；

③习惯性打鼾、呼吸中断；

④高血压、冠心病、脑卒中、心力衰竭、心房颤动、2 型糖尿病、情绪障碍、认知障碍。

（2）多导睡眠监测（PSG）或便携式睡眠呼吸监测仪（PM）监测：呼吸暂停低通气指数（AHI）≥ 5 次 / 小时，即平均每小时睡眠中呼吸暂停和低通气的次数大于或等于 5 次。

（3）无上述症状，PSG 或 PM 监测：AHI ≥ 5 次 / 小时。

符合条件（1）和（2）或者只符合条件（3）可以诊断为成人 OSA。

2. OSA 病情分度

根据 AHI 和夜间最低伴动脉血氧饱和度（SpO_2），将 OSA 分为轻、中、重度，其中以 AHI 作为主要判断标准，夜间最低 SpO_2 作为参考，具体划分方法如下：（1）轻度：$5 < AHI < 15$。（2）中度：$15 < AHI < 30$。（3）重度：$AHI > 30$ 和（或）最低 $SpO_2 < 80\%$。

OSA 的治疗

（1）病因治疗：纠正引起 OSA 或使之加重的基础疾病，如应用甲状腺素治疗甲状腺功能减低等。

（2）一般性治疗：对 OSA 患者均应进行多方面的指导，包括①减肥、控制饮食和体重、适当运动；②戒酒、戒烟、慎用镇静催眠药物及其他可引起或加重 OSA 的药物；③侧卧位睡眠；④适当抬高床头；⑤白天避免过度劳累。

（3）无创气道正压通气治疗：是成人 OSA 患者的首选治疗方法，包括普通及智能型 CPAP（Auto CPAP）通气和双水平气道正压（BiPAP）通气，以 CPAP 最为常用，CO_2 潴留明显者建议使用 BiPAP。

（4）口腔矫治器：适用于单纯鼾症及轻中度的 OSA 患者，特别是有卜颌后缩者。对于不能耐受 CPAP、不能手术或手术效果不佳者可以试用，也可作为 CPAP 治疗的补充或替代治疗措施。

（5）外科治疗：仅适合于手术确实可解除上气道阻塞的患者。

（6）药物治疗：目前尚无疗效确切的药物可以使用。

（7）合并症的治疗：对于并发症及合并症应给予相应治疗，例如高血压患者及时进行降血压治疗等。

对打呼噜放任不管，长此以往，慢慢地就会发现自己记忆力下降，出现高血压、糖尿病等多种代谢疾病，甚至还有潜在的致命风险，成为睡眠杀手。肥胖的流行、OSA 患病率的升高，中国 OSA 疾病负担日益沉重，给公共卫生带来重大挑战。肥胖患者作为 OSA 的高危个体，更应该及早诊断和治疗。

（陈双双）

肥胖居然还要做检查

大胖去医院看了肥胖门诊，医生居然还开了好多检查。让我们看看主要开了哪些：

抽血检查（即实验室检查项目）

——糖代谢：肥胖患者常合并胰岛素抵抗、糖耐量异常、2型糖尿病，抽血查血糖、胰岛素、糖化血红蛋白可以评估患者胰岛素抵抗的程度，是否患有糖尿病。

——肝功能：肥胖患者常合并非酒精性脂肪性肝病，检查肝功能可以发现转氨酶升高，必要时应该采取药物治疗。

——肾功能：包括尿素、肌酐、尿酸。肥胖患者常合并高尿酸血症、痛风，肥胖还会导致肾功能受损（表现为肌酐升高）。

——血脂：肥胖患者常合并高脂血症，即胆固醇、甘油三酯升高。

——促肾上腺皮质激素、皮质醇：库欣综合征因内分泌激素——皮质醇分泌增多，可导致肥胖，查相应指标可以排除内分泌疾病引起的继发性肥胖。

——甲状腺功能：甲状腺功能减退会引起体重增加，也应该排除。

——性激素：肥胖患者可合并月经不调、多囊卵巢综合征（PCOS）、性腺功能减退。

——骨代谢：肥胖患者常伴有维生素D缺乏，有些有骨质疏松。

——炎症指标：肥胖是一种低度炎症性疾病，同时也易合并皮肤、尿路等部位感染。

——尿常规：有些肥胖患者可有尿路感染，女性患者常无症状。

辅助检查

——瞬时弹性扫描仪（Fibroscan）：应用超声波技术定量评估脂肪肝、肝纤维化程度，可以有数字化结果，比轻、中、重度的结果更准确。

——双能X线骨密度仪（DXA）：同时测定骨密度和全身脂肪含量与分布。

——睡眠呼吸监测过筛试验：记录夜间睡眠时氧饱和度、呼吸紊乱指数等参数，评估是否存在睡眠呼吸暂停综合征。

——子宫及双附件彩超：判断是否存在多囊卵巢综合征，排除肥胖易合并的卵巢癌、子宫内膜癌等肿瘤。

——精液分析：评估男性性腺功能减退情况。

——心电图、超声心动图：对于活动后胸闷气促的患者，排除心力衰竭。

原来，肥胖常伴随代谢性并发症、生物力学并发症，上述检查能一方面筛查内分泌科激素异常导致的继发性肥胖；另一方面能全方位评估肥胖及合并症情况。大胖从来没有做过这么全面细致的评估，于是拿着单子认真去做检查了，准备等报告出来看看自己的各项指标情况。

（刘玥隽）

减肥只要关注体重数字下降吗？

减肥的时候，很多人都非常关心自己的体重，那么体重秤上的数字降得越快越好吗？答案是，未必。减肥就是减体重，这是个伪科学。

减重≠减脂

减肥是减脂肪，而不是减体重。这个问题涉及脂肪和肌肉的密度，肌肉密度和脂肪密度是不同的，同样体积的肌肉和脂肪，肌肉的重量约是脂肪的三倍。肌肉的密度大，肥肉（脂肪）的密度小。所以同样的体重，体脂高的人要比体脂低的人胖很多。所以，归根结底，正确健康科学地减肥，不是减体重，更应该关注体脂率的变化。

体脂率是指人体内脂肪重量在人体总重量中所占的比例，又称为体脂百分数，它反映人体内脂肪含量的多少。一般而言，男性正常体脂率约在 15%~25% 之间，女性约在 20%~30% 之间；若成年男子的体脂率超过 25%，成年女子超过 30%，就达到医学上所谓的肥胖。因此，减重不一定减脂。

如何做到减重燃脂又增肌？

1. 力量训练

力量训练又称抗阻力训练，包括举重和俯卧撑等。与有氧运动相比，力量训练减脂、增肌的效果更显著，更有助于增强全身力量和肌肉张力、塑造体型和改善健康等。

2. HIIT 训练

HIIT（高强度间歇训练）是一种运动强度较强的减脂训练，属于无氧运动。与有氧运动相比，HIIT 在相同的时间内可以多燃烧约30% 的卡路里，且可以促进脂肪的流失。

3. 多吃蛋白质

摄入足够的蛋白质能够提高身体的新陈代谢水平，每天可多燃烧 150~200 卡路里的热量。蛋白质主要是由氨基酸组成的，与脂肪和碳水化合物相比，其在体内的分解代谢须消耗更多的热量。此外，蛋白质还能够帮你长时间保持饱腹感，减少饥饿感并维持肌肉质量。低碳饮食减肥过程中，建议摄入的蛋白质比例是 20%~25%，如果有做运动，可以根据实际情况适量增加。

4. 少吃碳水化合物

精制碳水化合物摄入过多能够增加腹部脂肪的含量，可以用全谷物（如全麦、藜麦、荞麦、大麦和燕麦等）代替精制碳水。

5. 多吃健康脂肪

脂肪不都是"坏蛋"，只有那些不健康的类型（如饱和反式脂肪）才会增加人体脂肪，尤其是腰腹部脂肪。相反，适量增加健康脂肪（如 n–3 多不饱和脂肪酸）的摄入比例有助于减缓胃排空，维持长时间饱腹感，进而降低食欲和饥饿感。

6. 多吃富含纤维的食物

可溶性膳食纤维会吸收水分并缓慢通过消化道，有助于长时间保持饱腹感，并可以防止体重增加和脂肪堆积。一项针对 1114 名成年人的研究发现，即使在饮食或运动没有任何变化的情况下，每天摄入可溶性纤维的量每增加 10 克，五年内参与者的腹部脂肪能减少约 3.7%。富含高纤维的食物包括水果、蔬菜、全谷物、坚果及种子等。

7. 间歇性断食

轻断食对于燃脂减重非常有效，与阻力训练相结合可以帮助增加肌肉质量，根据禁食时间长短，轻断食又有几种不同的方式，包括 16/8 断食、5/2 断食、OMAD（一天一餐）和隔日断食等。

此外，体脂率过高，内脏脂肪堆积过多，是慢性疾病的元凶。所以，减肥关键在于体脂率，在于内脏脂肪。内脏脂肪堆积过多便会引发高血脂、高血压、糖尿病、动脉硬化、心脏病等各种代谢性疾病，进而增加中风和心肌梗死等心脑血管事件的发生率。大量的减重临床干预研究发现减重不仅能够改善心血管代谢异常，包括血脂、血糖和血压等异常，还有助于长期地预防糖尿病、心血管疾病等慢性代谢性疾病的发生。因而，减肥还要关注与肥胖相关的一些代谢指标的情况。总之，减肥不能只关注体重数字的情况，还要关注体脂及其他与肥胖相关代谢指标的改善情况！

（陈双双）

"管住嘴，迈开腿"对减肥真的有用吗？

肥胖症是指机体脂肪总含量过多和／或局部含量增多及分布异常，是由遗传和环境等因素共同作用而导致的慢性代谢性疾病。目前，我国 34.3% 和 16.4% 的成人超重或肥胖，11.1% 和 7.9% 的青少年超重或肥胖，肥胖人数居全球首位。

如何定义肥胖？

临床上用体重指数（BMI）诊断肥胖，BMI（千克／米^2）= 体重（千克）／身高（米^2）。目前我国成人 BMI 的切点为：$18.5 \leqslant BMI < 24$ 千克／米^2 为正常体重范围，$24 \leqslant BMI < 28$ 千克／米^2 为超重，$BMI \geqslant 28$ 千克／米^2 为肥胖。

此外，与西方人群相比，中国人群脂肪更易沉积在腹部的皮下，肝脏、胰腺、胃肠道等器官周围和内部，即产生"腹型肥胖"，多表现为"苹果型身材"。"腹型肥胖"的诊断标准为：腰围男性 $\geqslant 90$ 厘米，女性 $\geqslant 85$ 厘米。腹型肥胖更易增加脂肪肝、胰岛素抵抗、2 型糖尿病及动脉粥样硬化等的风险。

如何才能有效地控制体重？

目前针对单纯性肥胖有四种治疗方法：①控制饮食，要减少热量的摄入；②增加运动，增加能量的消耗；③药物治疗；④代谢手术治疗。

饮食控制

1. 限制能量平衡膳食（calorie restricted diet，CRD）

限能量膳食（CRD）是指在目标能量摄入基础上每日减少能量摄入 500~1000 千卡（男性为 1200~1400 千卡/天，女性为 1000~1200 千卡/天），或较推荐摄入量减少 1/3 总能量，其中碳水化合物占每日总能量的 55%~60%，脂肪占每日总能量的 25%~30%。

2. 间歇性能量限制

间歇性能量限制（IER）是按照一定规律在规定时期内禁食或给予有限能量摄入的饮食模式。目前常用的 IER 方式包括：隔日禁食法（每 24 小时轮流禁食）、4∶3 或 5∶2 IER（在连续/非连续日每周禁食 2~3 天）等。在 IER 的禁食期，能量供给通常在正常需求的 0%~25%。

3. 地中海膳食

以植物性食物为主，包括全谷类、豆类、蔬菜、水果、坚果等；鱼、家禽、蛋、乳制品适量，红肉及其产品少量；食用油主要是橄榄油；适量饮红葡萄酒。其营养特点：脂肪供能比为 25%~35%，其中饱和脂肪酸摄入量低（7%~8%），不饱和脂肪酸摄入量较高。

增加体力活动

运动对减肥的影响取决于运动方式、强度、时间、频率和总量。2013 年美国关于成年人肥胖管理指南推荐，增加有氧运动（如快走）至每周 150 分钟以上（每天 30 分钟以上，每周的大多数天）；推荐更高水平的身体活动（每周 200~300 分钟），以维持体重下降及防止减重后的体重反弹（长期，一年以上）。值得一提的是，肥胖患者由于长期负重，需要选择合适的运动方式，避免运动导致的关节受损。

药物治疗

经过三个月饮食、运动控制，体重下降不能达到基础体重的 5%，或 BMI ≥ 24 千克 / 米^2 合并肥胖相关并发症的患者，可以考虑药物减重治疗。这将在本书其他章节详细介绍。

减重手术

减重代谢手术是减重和长期维持减重效果、改善合并症和死亡率最有效的方法，这将在本书其他章节详细介绍。

（陈双双）

减肥先要做个"动画人"
——增加日常能量消耗的办法

为了减肥，人们一直想增加能量消耗，但是上班族根本没那么多时间呀！很多人开始琢磨着提高基础代谢率。那么问题来了，能靠吃来提高基础代谢吗？毕竟张口吞药丸更轻松啊！

基础能量消耗（BEE）是指维持生命的最低能量消耗；而静息能量消耗（REE）比基础代谢消耗高 10%~20%，包含了维持正常功能活动和动态平衡所需的能量。

有许多因素影响静息能量消耗，身材大小和身体组成成分的影响最大：

身材大小：体形大的人代谢率更高，高瘦者比矮胖者代谢率高；若两个人体重相同，高个者由于体表面积较大，代谢率更高。

去脂体重或瘦体重：是预测静息能量消耗的主要指标，静息能量消耗的变化 80% 由去脂体重起作用。运动可以保持较高的瘦体重和较高的静息能量消耗。

年龄：随着年龄增加，静息能量消耗下降。青春期早期过后，每公斤去脂体重的静息能量消耗，每十年下降 1%~2%。

气候：静息能量消耗受极端环境温度影响，热带居民比生活在温带地区者高出 5%~20%。寒冷环境中的能量代谢增加程度，取决于体内脂肪量和防寒服效果。

性别：女性的脂肪肌肉比例高于男性，代谢率比同身高体重的男性低 5%~10%，但这种差异随着年龄增长而减小。

激素：激素状态也影响代谢率，如甲状腺功能亢进者能耗增加，而甲状腺功能减退者能耗减少。女性在黄体期（排卵后至月经前），代谢率略增加。

体温：发热提高静息能量消耗，体温超过 37℃时，每升高 1℃，静息能量消耗增加 13%。

其他因素：咖啡因、尼古丁和酒精可刺激代谢率增加 3%~15% 不等。

要给节食减肥的人提醒的是，饥饿、长期节食者，能量消耗会降低。当无意或有意进食不足，机体摄入能量突然缺乏时，静息代谢率迅速下降，两周内可下降 15%。

一些物质对能量代谢确有帮助，但大都要在运动时补充。例如研究最多的左旋肉碱，并非吃完躺着就能提高代谢，它的功用是在运动过程中发挥的。而左旋肉碱改善超重者的脂代谢和体成分、提高最大摄氧量、改善瘦素抵抗等作用，也是建立在长期规律有氧运动的基础上。

上班族累了一天，很多时候是真的不想运动，没力气跑步，那就没有其他办法提高热能消耗吗？不！你可以先把自己变成"动画人"！

活动产热（activity thermogenesis，AT）是指健身运动和体育运动时消耗的热量；非运动性活动产热（nonexercise activity thermogenesis，NEAT）是指随意活动时消耗的能量，它是能量消耗中变化最大的部分。

非运动性活动产热（NEAT）：除了睡觉、进食、体育运动以外，工作日和休闲活动所消耗的热量，包括：购物、工作、打字、庭院活动、用脚打拍子，坐立不安上蹿下跳左摇右晃，甚至嚼口香糖，等等。这也可以解释人与人能量支出的巨大差异。

正题来了，久坐的生活方式对体重管理有巨大的影响！不同个体间的非运动性活动产热变化甚至可达 2000 千卡 / 天。久坐的人会低至 100 千卡 / 天，而运动员可高达 3000 千卡 / 天。

如果成天是个"图画人"，啥时候看过去都如图画般静止，想要即刻花钱流汗健身增肌提高代谢？呃，志向跨度有点大呀！

想减肥，一定不要忽视这个"能嵌入生活方方面面"的热量消耗！你在减肥计划中纳入可以随时完成，却又不那么费时耗财的身体活动：

每天增加 2.5 小时的站立或走动时间。站着打字？没毛病！

重新安排通勤路线，上下班走路故意绕一个街区。

改变学习、工作习惯，利用穿戴设备或定时器，提醒自己每小时必须站立一定时间。

那些把家里沙发堆满仙人球，或是把椅子统统摆到卫生间的人，可以说是相当有决心了……

想要管理体重的上班族，尝试把自己变成"动画人"吧！形成更活跃的工作和生活方式，也能在一天天中积累消耗不少能量呢！

（田芳）

用这些法子减肥才能"事半功倍"

"每逢佳节胖三斤",过了个春节,大胖又胖了 3 千克,又要开始"减肥事业"了。现在的减肥手段有哪些呢?主要包括生活方式调整、药物治疗、减重代谢手术。

以营养和生活方式为核心的干预是肥胖/超重的基础治疗。国外 Look AHEAD 等多项临床研究显示,强化生活方式干预联合健康支持能持续降低体重,改善糖尿病,降低心血管并发症风险。低热卡饮食能降低体重、体脂含量、内脏脂肪面积,改善胰岛素敏感性,降低动脉粥样硬化的发生风险。较为简易的做法是建议肥胖患者每天减少摄入 500 千卡热量来维持能量负平衡,每周体重即可减轻 0.5~1 千克。适当高蛋白饮食具有增肌减脂作用,也能显著降低腹部脂肪。营养代餐兼有体重减轻和营养均衡的作用,配合营养代餐的强化生活方式干预能更有效地达到减重目标。每周运动(如快走)150 分钟以上或更高强度的运动能维持体重下降并防止体重反弹。

仅通过改变生活方式不能达到减肥目标的患者,可以考虑药物治疗。奥利司他是中国目前唯一批准上市的非处方类减肥药,它是强效和长效的胃肠道脂肪酶抑制剂,阻止甘油三酯水解为可吸收的游离脂肪酸和单酰基甘油，减少肠腔黏膜对食物中甘油三酯的吸收，促进脂肪从肠道排出体外，减少热量摄入。奥利司他常见的不良反应为胃肠排气增多、排便次数增多、软便、脂肪泻，禁用于孕妇、慢性吸收不良综合征患者。利拉鲁肽是人胰高糖素样肽-1（GLP-1）受体激动剂，能够以葡萄糖依赖的方式促进胰岛素释放并延迟胃排空。利拉鲁肽于 2010 年被美国食品与药品监督管理局（FDA）批准治疗 2 型糖尿病，2015 年获批治疗肥胖。该药于 2011 年获得我国国家食品药品监督管理局批准治疗成人 2 型糖尿病。药物常见的不良反应为恶心、呕吐等胃肠道反应，禁用于甲状腺髓样癌或 2 型多发性内分泌肿瘤（MEN 2）既往史或家族史、胰腺炎患者。继利拉鲁肽之后，2022 年 FDA 又批准了 GLP1 受体激动剂调制剂——司美格鲁肽用于治疗肥胖。不过该药目前在国内也只批准用于治疗 2 型糖尿病。

减重代谢手术能有效减轻体重，改善胰岛素抵抗、降低血糖血脂、恢复正常月经周期、缓解睡眠呼吸暂停综合征。因此，代谢手术不再单纯地用于降低体重，也逐渐成为代谢性疾病如 2 型糖尿病、非酒精性脂肪性肝病的治疗方式之一。目前国内常用的术式为袖状胃切除术、胃旁路术。但代谢手术也并非一劳永逸。一些患者术后无法坚持健康生活方式而出现体重反弹、代谢性疾病复发或加重，一些患者无法适应术后进食习惯改变而出现营养不良等问题。因此术前全面评估把握手术指征、术后规律随访，能够加强、巩固手术效果。

（刘玥隽）

吃火锅怕上火，怕长胖？
教你怎么吃健康火锅

你喜欢吃火锅吗？当三五好友齐聚，围坐着热气腾腾的火锅，实在是太满足了！但很多朋友担心吃火锅容易上火、容易长胖，怎么办？其实只要能避开这四个雷区，就可以吃一顿健康的火锅！

第一大雷区：高油脂锅底

在火锅沸腾状态下，我们看不出油，但关了火，放凉了，立马能看到一层厚厚的油。所以火锅锅底的选择决定了这顿饭里油脂的

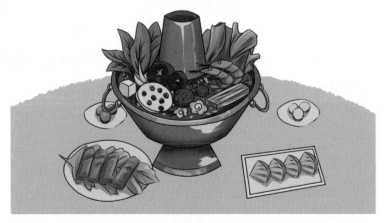

图 10

摄入量。大约含油量这么排序：牛油锅底 > 咖喱锅底 > 三鲜锅底 > 清汤锅底。如果想要减少油脂摄入，建议大家首选清汤锅底。

第二大雷区：食物中的隐形油脂

你认为选了清汤锅底就躲过了油？错了，食材中还有很多是高油脂的。涮肉里口感最好的雪花肥牛，油脂含量最高，约 20%；而眼肉、上脑脂肪含量则低于 10%，相对健康点儿。所以建议选择油脂含量较低的食材。

第三大雷区：嘌呤

有人喜欢吃毛肚、鹅肠等动物内脏，但动物内脏的嘌呤含量很高，建议痛风的朋友少吃。尤其是经过长时间熬煮后，火锅的汤会越来越浓，简直是一锅嘌呤汤底。有痛风的朋友只要这么吃上一顿再加点啤酒，很可能第二天就会出现关节的红肿热痛。所以，火锅吃肉吃菜就行，千万别喝汤，尤其是熬煮时间较长的汤。

第四大雷区：蘸料

躲过了汤底，躲过了食材，还有蘸料在这等着。有些蘸料的热量比主食都高。比如 100 克香油的热量相当于六小碗米饭。蘸料热量排行榜：香油 > 沙茶酱 > 芝麻酱 > 海鲜酱 > 酱油。

所以如果你下次要吃火锅，请记住这句话：清汤瘦肉蘸酱油！内脏少吃不喝汤！这样，在享受美味的同时，还能吃得更加健康！

（苗青）

为何减肥会反弹？管不住嘴怎么办？

生活经验告诉我们，只要不是刻意控制，我们对好吃的食物总是"欲罢不能"。事实上，哪一类食物"好吃"，早已被刻在了我们的基因里。随着美食进入口腔，舌尖的感受器将美味传送到大脑，大脑随即启动"奖励"模式，激活多巴胺神经系统，多巴胺被大量释放出来，给人们带来愉悦感，人的积极情感得到强化。大脑不断地暗示我们："你需要美食，你需要美食，你需要更多的美食！"随着食物的继续摄入，过度进食超出了正常营养能量所需，最终导致了肥胖。

而另一个罪魁祸首是我们的胃。我们的胃有很大的弹性，正常人空腹时胃的容量大约在 50 毫升，和我们的拳头差不多大小。而食物进入胃部，可使胃膨胀数十倍，饱餐后甚至可达 3000 毫升以上。所以减肥后一旦不主动控制饮食，很快就会体重反弹。

对于食欲好、自控力不佳的朋友，如何管住嘴、养成好的饮食习惯呢？我们可以通过寻求专业内分泌科医生的帮助，在医生的指导下，使用调整食欲、延缓胃肠排空、控制胃容量的药物，重新建立健康饮食习惯，从中找到安宁和满足，寻求合适的饮食幸福感。

（苗青）

史上最全代谢减重手术攻略

代谢术减重
（视频）

如今，越来越多的人开始通过代谢减重手术"变身"，但还有不少胖友对此心存顾虑！让我们来深入了解一下代谢减重手术吧。

减重手术是指通过外科手术达到减少膳食摄入量、减轻体重、改善肥胖相关并发症，如糖尿病、高血压、血脂异常、睡眠呼吸暂停综合征的医学治疗方法。

目前国际上主要的减重手术包括：胃束带、袖状胃切除术、胃旁路术。近年来，袖状胃切除术因其减重效果好、手术时间短、术后不良反应少，已成为许多国家最常采取的术式（见表10）。

术后会反弹吗？无论哪一种术式，术后第一年体重减轻达峰值，随后体重都会有小幅上升。但是，如果患者术后仍然保持不良生活习惯，例如不控制进食量、饮用高热量饮料、静坐不动，体重会明显反弹。因此，减重术后控制进食量，养成均衡健康的饮食习惯、坚持运动对维持体重非常重要。

表 10　三种主要减重术式的比较

术式	胃束带	袖状胃切除术	Roux-en-Y 胃旁路术
图示			
方法	胃上部放置可调节松紧的束带	切除 3/4 胃，残留胃容积 60~80 毫升	胃上部建一个小胃囊，同时远端空肠小肠吻合
减重原理	减少胃容量	减少胃容量，改变激素分泌	减少胃容量，胃肠改道，减少吸收，改变激素分泌
优点	术式简单、时间短，术后可调节松紧	术式较简单，不改变胃肠道生理状态，术后营养物质缺乏发生率较低	体重下降、代谢并发症改善效果最佳
缺点	长期大量进食，上部胃囊可扩张；进食高热量流质，体重仍可反弹	长期大量进食，残胃可扩张，体重可反弹	术后倾倒综合征、低血糖、营养物质缺乏发生率较高

　　代谢减重手术针对单纯性肥胖人群，年龄 16~65 岁，以下二条至少满足一条：（1）BMI > 32.5 千克/米^2，或 BMI ≥ 27.5 千克/米^2 伴有至少两项代谢综合征组分或存在合并征；（2）腰围男性 ≥ 90 厘米，女性 ≥ 85 厘米，影像学检查提示中心性肥胖。代谢综合征组分包括高甘油三酯、高的低密度脂蛋白胆固醇、高血压，合并症包括糖代谢异常、胰岛素抵抗、阻塞性呼吸睡眠暂停低通气综合征、非酒精性脂肪性肝炎等。

　　代谢减重手术之前，需要到正规医院内分泌科全面评估肥胖及其并发症的严重程度，排除由于甲状腺、肾上腺、垂体等内分泌疾病或基因突变（如 MC4R 基因突变）所致肥胖，完善胃镜、呼吸功能等检查评估手术耐受度。另外，内分泌科医生也会邀请普外科、麻醉科医生评估手术可行性，术前共同制定治疗方案。

　　代谢减重术后恢复包括伤口恢复和新的饮食生活习惯的养成。

尤其后者对肥胖患者来说是较大的挑战。术后从流质饮食开始逐渐恢复正常饮食，少量多餐，需耐心适应。如果顺利，术后 3~4 周可恢复工作，但劳动强度较高的工作需适当调整。另外，在术后一定要坚持新的健康饮食习惯。

代谢减重手术的目标包括减轻体重和改善代谢，因此除了关注体重秤上数字的下降、皮带长度缩小，也应该定期到医院普外科随访术后伤口恢复情况，到内分泌科随访并发症的改善情况。另外，减重术后不良反应（如营养不良）不容忽视，需定期评估。建议患者术后第 3、6、12 个月到医院评估一次病情，以后每年至少到医院评估一次病情。

[备注：图片来源于法国国家卫生管理局（HAS）官网]

（刘玥隽）

敢问路在何方？
——浅谈"糖妈妈"产后的体重管理

什么是妊娠期糖尿病？为什么有的准妈妈被叫作"糖妈妈"？

越来越多的人听说过"糖妈妈"这个名词，这个看似甜美的形容词其实暗示了她和肚子里的宝宝在围孕产期的危险将高于常人！"糖妈妈"是妊娠期间糖尿病患者的昵称：一种是妊娠前已确诊糖尿病，称"糖尿病合并妊娠"；另一种为怀孕前糖代谢正常或有潜在糖耐量减退，直到妊娠期才出现或确诊的糖尿病，又称为"妊娠期糖尿病（gestational diabetes mellitus，GDM）"，"糖妈妈"中80%以上都是妊娠期糖尿病。

中国妊娠期糖尿病的患病率大约为10%，也就是说每十个准妈妈中就有一人可能患有糖尿病，并且发病率随着物质生活水平的提高近年有明显增长的趋势。随着二孩政策放开，越来越多高龄的妊娠女性，此外有糖尿病家族史、超重或肥胖的女性都是妊娠糖尿病的高危人群。目前医院里采用口服葡萄糖耐量试验（OGTT）来筛查有无妊娠期糖尿病：如果空腹血糖 ≥ 5.1 毫摩尔 / 升，和 / 或口服 75克葡萄糖后 1 小时血糖 ≥ 10 毫摩尔 / 升、和 / 或 2 小时血糖 ≥ 8.5

毫摩尔 / 升，符合上述任何一项即可以诊断为妊娠期糖尿病。

妊娠期糖尿病对孕妇和胎儿有什么危害？

妊娠期血糖的升高不仅仅危害孕妇自身的健康，还会对肚子里宝宝的发育造成影响，如引起胎儿在宫内发育异常（胎儿畸形、生长受限、肺发育成熟延迟、早产等），或是胎儿在宫内过度生长发育形成巨大儿，不仅导致生产困难还可能造成孩子青春期及成年的肥胖和糖尿病患病风险增加，或是容易发生新生儿低血糖等等。简言之，"糖妈妈"的整个孕期及生产过程中，母亲与孩子的风险都很高，应该给予高度重视，需要严格控制血糖和体重！这也是符合我国优生优育的基本政策的。

GDM 可以"治愈"吗？生完孩子后仍然戴着"糖尿病"的帽子吗？

GDM 患者生产后并不是一辈子都是糖尿病，当然也不是产后血糖马上就全好了，而是需要重新评估糖代谢情况。虽然 GDM 患者产后仍然是糖尿病的高危人群，但绝大多数患者生产后通过专科医生、营养师的指导，经过科学的生活方式改变和合理的药物治疗可以大大减少糖尿病发生的比例。

"糖妈妈"产后恢复"女神范儿"的道路在何方？

"糖妈妈"产后大多仍然大量进补高热卡的食物及汤水，加之睡眠质量欠佳，所以容易出现各种问题，如体重不降反升、血糖控制欠佳、乏力疲劳、自信心受挫、情绪波动，这样不仅身材体型严重走样，而且心理与精神上也备受折磨，并且再次孕育二胎的围孕产期风险也会升高。所以规范化管理"糖妈妈"产后的体重与血糖至关重要，并且还需要监测指末血糖。

如何做好"糖妈妈"产后的体重管理？

国内外指南均推荐：所有妊娠期糖尿病患者须在产后 6~12 周至内分泌科进行详细全面的随访。随访时须进行全面的体检与化验，包括：身高、体重、体重指数（BMI）、腰围、臀围，以及口服 75 克葡萄糖耐量试验（空腹及餐后二小时的血糖及同步的 C 肽、胰岛素）、血脂等生化指标，有条件的还可以进行体脂率、B 超等进一步有针对性的检查。根据糖尿病诊断标准重新评估产后的糖代谢状况，如果 OGTT 结果异常，那么可以根据数值的高低重新诊断为糖尿病前期或糖尿病。

完善检查后，还需要内分泌科医生及营养师进一步"个体化"地指导，学会如何"管住嘴、迈开腿"。饮食上，总的原则是总量控制、均衡营养、多食膳食纤维、少量多餐、定时定量。运动上则更加灵活多变，需要因人而异、因地制宜、循序渐进地开展运动锻炼，以低中强度的有氧运动为主，贵在坚持。

此外，如果检查结果有病理性的改变，则需要在内分泌科医生的指导下合理使用相应的药物来控制血糖、减轻体重、改善血脂、保护肝脏等，需要遵照医生的建议规律用药、定期随访，方能起到较好的疗效。

目前包括妊娠期糖尿病在内的许多女性产后都或多或少地受到肥胖等代谢性疾病的影响，甚至有些因肥胖等身体疾病而引发了心理精神异常。

我们希望充分利用我们专业的医学知识与先进的医疗手段为广大女性，尤其是"糖妈妈们"保驾护航，衷心地祝愿每一位女性不仅可以拥有美丽的外形，更能做一位自信而健康的妈妈，恢复"女神范儿"！

（张琼月）

脂肪肝

什么是非酒精性脂肪性肝病？

近年来由于体格检查中超声应用的普及，"脂肪肝"一词，逐渐为人们所熟知，在沿海经济较为发达地区的城市成年居民中，体格检查中查出患有脂肪肝者几近三成。脂肪肝已经成为21世纪全球重要的公共卫生问题。

脂肪肝的概念

脂肪肝是一个影像学概念，B超、MRI、CT等检查可以诊断脂肪肝。脂肪肝的概念包括非酒精性脂肪性肝病和酒精性脂肪性肝病，还有病毒性、药物性原因引起的肝病等。其中与代谢密切相关的是非酒精性脂肪性肝病。

非酒精性脂肪性肝病的概念

是指患者存在脂肪肝，但是没有过量酒精摄入，或遗传性原因等其他原因引起的肝病。它包括一系列疾病谱，如单纯肝脂肪变性、脂肪性肝炎、肝纤维化或肝硬化等。

（1）单纯肝脂肪变性：是指肝脏仅仅存在脂肪变性，肝脏脂肪增多，但是没有明显肝脏炎症和纤维化。

（2）非酒精性脂肪性肝炎：是指肝脏脂肪增多，同时伴有肝细胞炎症、气球样变性，以及不同程度的纤维化，可以进展为肝硬化或肝癌。

相比而言，单纯肝脂肪变性常常被认为是良性的，其进展较为缓慢；而10%~25%的非酒精性脂肪性肝炎患者在8~14年内可进展为肝硬化，0.16%的患者可直接进展为肝细胞性肝癌。因此我们要注意及时识别出非酒精性脂肪性肝炎患者，给予重视，及时诊治，防止肝病进展。

代谢相关脂肪性肝病的概念

由于脂肪肝多伴有肥胖、糖尿病、高血压、高血脂等代谢异常，为了更加强调代谢异常是脂肪肝的关键驱动因素，近年来提出一个新的命名，即代谢相关脂肪性肝疾病。即脂肪肝患者只要伴有肥胖或糖尿病或其他代谢异常，就可以诊断代谢相关脂肪性肝疾病，不需要排除是否过量饮酒或者病毒感染等其他病因。

瘦型脂肪肝

非酒精性脂肪性肝病一般多见于体重超标或肥胖者。但估计有7%~20%的脂肪肝患者体形偏瘦，称为瘦型脂肪肝。这批人群往往容易被忽视，通常较晚被诊断。与无脂肪肝相比，瘦型脂肪肝与心血管、肝脏和全因死亡率增加相关，也需要加强重视。

不管是哪一种脂肪肝命名或者脂肪肝类型，都希望大家重视，得了脂肪肝是一个早期窗口，让大家开始改善生活方式，譬如改变不良的饮食习惯、增加运动等，早期筛查代谢异常和其他伴随疾病，预防疾病进展。

（刘娇娇　张芝田　颜红梅）

脂肪肝的病因都有哪些？

40岁的陈先生平时工作繁忙，应酬又多，应酬时免不了要喝酒，下班回到家累到往沙发上一躺，基本上没有力气和时间运动。进食不规律，为了方便经常吃快餐，并且喜欢喝高糖饮料，有时还避免不了要熬夜。这腰围像吹气球一样越来越粗，身高只有175厘米的他，体重达到90千克，体重指数（BMI）[体重（千克）/身高（米）^{2}]超过29千克/米^{2}的陈先生已属于肥胖人群，既往有乙肝病史。这次体检发现了脂肪肝，肝酶明显增高，陈先生以为是乙肝加重了，医生说，不一定是乙肝的原因，建议陈先生完善相关检查，找出真正引起肝功能异常的病因。

脂肪肝都有哪些原因

以下病因都可以引起脂肪肝，包括：病毒性肝炎、大量饮酒、一些容易引起肝脏损害的药物（例如：他莫昔芬、胺碘酮、丙戊酸钠、甲氨蝶呤、糖皮质激素等）、自身免疫性肝病、肝豆状核变性、血色病等遗传性肝病，以及全胃肠外营养、炎症性肠病、乳糜泻、甲状腺功能减退症、库欣综合征、β脂蛋白缺乏血症、脂质萎缩性糖尿病、Mauriac 综合征等导致脂肪肝的特殊情况。当然，还包括非酒精性脂肪性肝病。

什么是"非酒精性脂肪性肝病"？

非酒精性脂肪性肝病是指由于营养过剩、胰岛素抵抗及其相关代谢紊乱诱导的慢性肝损害。简单来说就是与肥胖和三高相关的脂肪肝，其准确定义是指没有过量饮酒史，也没有前述导致脂肪肝特定原因的肝病，是一种排他性诊断，也就是要排除一些已知的病因以后，才能诊断为非酒精性脂肪性肝病。

其中男性饮酒折合乙醇量小于 30 克 / 天，女性小于 20 克 / 天可以认为没有过量饮酒。

乙醇量的计算是用酒精浓度（%）× 饮酒量（毫升）× 酒精密度（0.8），拿陈先生来举例，他基本上每周两次饮酒，每次饮酒约 500 毫升红酒，假定红酒为 14% 浓度，就是每次饮酒 0.14×500×0.8=56 克，每周两次为 112 克，平均每天为 16 克。还好，不算过量饮酒。

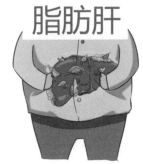

图 11

非酒精性脂肪性肝病可以同时伴有其他原因引起的脂肪肝吗？

可以的。

事实上，脂肪肝可由"非酒精"因素（胰岛素抵抗和代谢紊乱）与酒精滥用、病毒感染等一种或多种病因共同导致，慢性乙肝感染也常因胰岛素抵抗和代谢紊乱并发非酒精性脂肪性肝病，而非酒精性脂肪性肝病患者可能比其他人群更易发生药物中毒性肝损害等。

就拿陈先生来说，他以前有乙肝史，体形也肥胖，可能存在两种以上引起脂肪肝的病因。经过医生完善相关检查后，陈先生病毒复制指标 HBV DNA 不高，只有 1×10^3，说明病毒不是主要因素，肥胖引起的非酒精性脂肪性肝病占比更多。最后，医生诊断陈先生以非酒精性脂肪性肝病为主，伴有乙肝感染状态。

因此，当我们发现脂肪肝时，应该及时就诊，完善相关检查，寻找病因，从而针对性治疗。

（刘娇娇　张芝田　颜红梅）

非酒精性脂肪性肝病的临床表现有哪些？

40岁的陈先生平时工作繁忙，应酬又多，身高只有175厘米的他，体重达到90千克，体重指数（BMI）超过29千克/米^2，已属于肥胖人群。平时生活习惯不好，运动少，喜碳酸饮料，应酬时有饮酒。以前体检，血液指标基本在正常范围内，自去年起出现肝功能异常，转氨酶轻度升高，ALT的正常水平一般在40U/升以下，而陈先生去年的ALT大概在60U/升，今年体检时发现ALT进一步升高，达到了125U/升。B超提示有重度脂肪肝。陈先生觉得比较奇怪，自己没什么不舒服表现，怎么就重度脂肪肝了呢？

临床表现

脂肪肝会有特异性症状吗？一般是没有的。

非酒精性脂肪肝起病隐匿，发病缓慢，通常无症状。少数患者可有乏力、右上腹轻度不适、肝区疼痛或右上腹胀痛等非特异性症状。严重的脂肪肝可出现黄疸、食欲缺乏、恶心、呕吐等症状，部分患者可能有肝大。

哪些人群需要检查?

既然脂肪肝通常没有特异性症状,为了早期发现脂肪肝,还是需要定期体检和筛查的,那么哪些人需要筛查呢?

建议有以下情况的人群进行脂肪肝的筛查:(1)不明原因的肝功能酶学异常;(2)肥胖症、高甘油三酯血症、2型糖尿病、高血压病、高尿酸血症患者以及长期饮酒者。

需要做哪些检查?

1. 与判断脂肪肝病因有关的检查

脂肪肝的病因筛查应考虑以下情况:酒精性、药物性、病毒性肝病,自身免疫性肝病、全胃肠外营养、甲状腺功能减退症、炎症性肠病、库欣综合征、乳糜泻、遗传性肝病等。

需要详细询问病史,包括:体重的变化、烟酒嗜好、病毒性肝炎、高脂血症、高血压病、痛风、糖尿病、心脏病等疾病及其有无相关家族史和相关药物治疗史,建立个人健康档案。

还需要做一些血液化验帮助判断有无上述原因,譬如乙肝二对半、丙肝抗体、自身免疫抗体、甲状腺激素、皮质激素、铜蓝蛋白、铁蛋白等。

2. 与判断脂肪肝严重程度相关的检查

(1)超声。超声经常被用作检测和评估脂肪肝的首选成像方式,因为它简单、方便、没有辐射,而且相对便宜。但是超声一般无法准确判断脂肪肝的严重程度。

(2)磁共振。磁共振波谱方法是目前定量评估脂肪肝的首选成像方式。它可以可靠地评估肝脏脂肪沉积的严重程度。但是目前还不能区分有无肝纤维化。

(3)肝硬度:肝硬度检测方便,无辐射,可以相对准确地检测肝脏脂肪沉积的程度，同时可以判断有无严重肝纤维化，但是对轻度肝纤维化诊断的准确性略差。

（4）肝脏病理活检。肝穿刺是诊断脂肪肝的金标准。可以准确判断脂肪肝严重程度，也可以准确判断是单纯肝脂肪变性还是脂肪性肝炎，有无肝脏纤维化，也可以帮助判断脂肪肝的病因。

哪些人需要肝穿刺？合并代谢综合征、糖尿病、肥胖、血清 ALT 持续增高，以及肝纤维化高风险的患者，建议行肝穿刺检查，以明确是否存在脂肪性肝炎和纤维化。

3. 判断有没有伴随疾病的相关检查

鉴于脂肪肝与糖尿病密切相关，建议脂肪肝患者定期检测血糖、糖化血红蛋白（HbA1c），甚至做口服糖耐量试验（OGTT），以筛查糖尿病。

同时也建议筛查有无肥胖、高血脂、高血压等心血管风险。心血管风险偏高的患者可以完善一些检查判断有无心脏病可能，如超声检查颈动脉内中膜增厚和斑块，心电图、运动平板试验、冠脉 CT 或造影等。

总之，脂肪肝一般无特异性表现，大部分患者因偶然发现血清转氨酶增高或者影像学检查发现脂肪肝而被诊断。发现脂肪肝后不能掉以轻心，需要做一些检查进行病因的鉴别和严重程度的判断。

（刘娇娇　张芝田　颜红梅）

得了脂肪肝仅仅是对肝脏不好吗?

40 岁的陈先生平时工作繁忙，应酬又多，这腰围像吹气球一样越来越粗，身高只有 175 厘米的他，体重达到 90 千克，体重指数（BMI）超过 29 千克 / 米 ^{2} 的陈先生已属于肥胖人群，每年体检一次的陈先生各项指标并没有检查出什么异常。五年前体检 B 超提示脂肪肝，但空腹血糖和糖化血红蛋白均在正常范围，陈先生认为同事中脂肪肝比较常见，不算什么问题，也没有引起重视，体型也越来越胖。但是今年的体检一下子查出了糖尿病，血脂也高起来了，肝酶也升高到正常的 2~3 倍了。陈先生深知糖尿病并发症对健康影响很大，一下子紧张起来，怎么就得糖尿病了呢？

大家都知道，肥胖会危害健康。在营养过剩的条件下，脂肪不仅会沉积在"肉眼可见"的皮下，还会沉积在身体其他器官组织里，比如肝脏，这就形成了"脂肪肝"，也就是说"胖"在了肝脏上面。

对脂肪肝的错误认识

有许多脂肪肝患者可能是这么想的："既然这么多人有这个疾

病，平时似乎也没有什么症状，我也不用特地为脂肪肝去看医生。"这种认识显然是错误的。脂肪肝患者不能主动就诊的关键原因是大多数患者不了解这个疾病的危害。脂肪肝不仅仅是指单纯的肝内脂肪增多，而是包括逐渐加重的一个疾病谱：早期可能先是肝脏内脂肪增多，没有炎症或纤维化，这个时期属于危害比较小的阶段；后面逐渐出现肝脏内的炎症和纤维化，这个时期属于比较严重的阶段了，最后会进展为肝硬化。有的患者多年脂肪肝不重视，错过了早期控制的机会，等到肝功能严重损害，甚至发生肝硬化才来就诊，延误了治疗的最佳时期。

脂肪肝的危害

1. 脂肪肝对肝脏本身的损害：

脂肪肝患者起病隐匿且肝病进展缓慢，早期不重视会逐步进展到严重阶段，譬如脂肪性肝炎及肝纤维化。到了脂肪性肝炎阶段，患者肝纤维化程度平均 7~10 年进展一个等级，而出现了肝纤维化和肝硬化则意味着出现肝病不良结局的风险显著增加，譬如肝癌。

2. 脂肪肝患者肝外器官也会出现损害：

脂肪肝属于一个全身性疾病，不仅肝脏出现了病变，肝脏外的一些组织器官也会受到累及，包括心、脑、肾、骨头、肠道等都会受到不同影响。脂肪肝患者全因死亡率显著增高，脂肪肝的主要死因是心血管疾病和肝外恶性肿瘤。所以不能只顾着肝脏，全身其他健康状况也要兼顾。

脂肪肝引起糖尿病发病风险增加，有脂肪肝和无脂肪肝相比，患糖尿病风险增加约两倍。所以陈先生会在发现脂肪肝多年以后，出现糖尿病。如果他早期控制脂肪肝，可能今年就不会得糖尿病了。而出现糖尿病以后，脂肪肝患者的肝脏病变会恶化，更容易进展为肝纤维化及肝硬化等。所以陈先生今年一定要非常重视脂肪肝与糖尿病的治疗，否则会进展到更加严重的阶段。

因此，"肝胖"虽然不像全身的肥胖一样可以直接看到，但它对肝脏和全身器官的伤害会静悄悄发生，损害我们长远的健康，这就是它的可怕之处。为避免肝脏病变的进展和糖尿病的发生，赶紧行动起来，重视脂肪肝，早发现、早治疗！

（刘娇娇　张芝田　颜红梅）

脂肪肝患者饮食应该如何注意？

　　40岁的陈先生，平时工作繁忙，应酬又多，这腰围像吹气球一样越来越粗，身高只有175厘米的他，体重达到90千克，计算下来BMI超过了29千克/米^2，已属于肥胖人群。陈先生既往每年体检一次，除了有脂肪肝，其他各项指标并没有检查出什么异常，所以陈先生也没把这肥胖脂肪肝当回事。最近在体检中却查出了糖尿病、高血脂、高血压。年纪轻轻，已经有那么多的疾病缠身。陈先生赶紧去医院就诊，医生提醒他发生这"三高"，与肥胖脂肪肝密切相关，一定要管理好体重，如果再不控制体重，糖尿病并发症（如心脑血管并发症、糖尿病肾病等）、肝纤维化都会逐渐找上门来。

　　这下，陈先生总算开始重视肥胖脂肪肝的问题，立志减重！按照医生说的，最基本的治疗方法是改善生活方式，先做到管好嘴，迈开腿，那么具体怎么做到管好嘴呢？让我们来学习一下小知识。

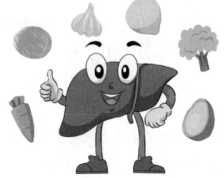

图12

脂肪肝患者饮食需要注意什么呢，怎样吃才最健康?

脂肪肝饮食建议遵循均衡低热卡原则：就是要适当控制每天总的膳食热量摄入，合理搭配食物。建议每日总热量较以前减少500~1000千卡/天（2092~4184千焦/天），具体建议如下。

可以采用地中海饮食

这种饮食以植物性食物为基础，富含抗氧化剂和抗炎症物质。研究表明，这种饮食模式可能对脂肪肝和相关危险因素有抑制作用。饮食要以植物性食物为主：包括豆类、蔬菜、水果。少量食用肉类，尤其是红肉。

减少摄入加工食品和软饮料中的果糖

果糖是一种单糖，存在于水果和蜂蜜中，果糖在精加工食品中很普遍，其营养价值微不足道。因为果糖能量很高，建议避免食用含有添加果糖的精加工食品。

增加不饱和脂肪酸摄入

每周吃2~3次鱼，特别是油性鱼，如鲑鱼、沙丁鱼、鳟鱼、平头鱼、梭伦鲟、金枪鱼、鲭鱼或鲱鱼。使用特级初榨橄榄油作为主要的添加脂肪，尤其是用于色拉和蔬菜的调味。每天适量食用坚果和种子，但要注意总量也不能摄入太多，因为坚果热量高，摄入太多而消耗较少的话，也容易造成脂肪贮积。

增加高纤维食物的摄入量

所有的主餐都要吃蔬菜，以蔬菜为主，并且要选择多种颜色。选择全谷物的面包和谷物。每周吃2~3次豆类来代替肉类。每天吃新鲜水果。对于自由选择的食品，多吃非加工高纤维食品，包括全谷物、蔬菜、水果、豆类、坚果和种子，不要吃加工食品、快餐、商业烘焙食品和糖果。

陈先生遵循以上饮食原则后，在三个月时间里，他坚持每天低热卡饮食，戒除了一切零食和饮料，体重慢慢减去了5千克，到医院复查后发现各项体检指标都有所改善，更加坚定了控制饮食的信心。

无独有偶，陈先生的表哥，45岁的李先生，也有同样的情况发生，最开始李先生和陈先生一样坚持饮食控制，但五天以后，李先生实在饿得慌，半夜里经常熬不住就起来偷吃零食，没有严格管住自己，两周内体重不仅没有减轻还反弹了1千克。李先生只好再去咨询医生，医生建议李先生试试间断饮食，每周五天工作日正常进食，周末两天严格控制饮食，李先生比较适应这种饮食模式，坚持了下来，果然获得了不错的效果，三个月后，体重也减轻了4.5千克。

为什么这种饮食模式可以和我们之前提到的地中海饮食模式达到同样效果呢？

对于不可耐受每日低热卡的人群，间断食是个不错的选择

采用5∶2饮食，即每周"饿"两天，连续进行8~12周，可以减重约4~6千克，连续进行24周，则可以减重约8~9千克。

因为禁食十小时以上会使人体主要通过"燃烧脂肪"来获得能量，脂肪也就不容易沉积在肝脏里。研究表明，进行为期两个月的间断禁食后，脂肪肝患者的血肝酶水平、超声检测到的脂肪肝严重程度均可见明显下降。

总之，根据当前指南建议，脂肪肝饮食还是强调均衡低热卡，譬如地中海饮食，低果糖，多不饱和脂肪酸，多食谷物与蔬菜，少加工等。此外，间断食可以作为无法耐受每日低热卡患者的选择之一。

（刘娇娇　张芝田　颜红梅）

脂肪肝患者如何运动?

脂肪肝的治疗方法说容易就容易,说难也很难,说容易是指,研究已经证明,只要减 5%~7% 的体重,脂肪肝就可以改善,如果减少 10% 的体重,还能维持一年以上,脂肪肝基本就痊愈了,甚至纤维化也可以逆转。说难在于,大家都知道要管住嘴,迈开腿,但是就是做不到,或者短期做到了,长期无法坚持。需要患者、医生、家庭、社会的共同参与,来帮助大家建立良好的生活习惯。

运动对脂肪肝患者的重要性

运动是非常有益的生活方式,运动可以促进能量消耗进而减轻体重,减少肝内脂肪堆积,增加胰岛素敏感性,从而改善脂肪肝。研究表明不管体重是否减轻,有氧运动和阻力运动都能有效地减少肝脏脂肪。

一项试验纳入了 31 例超重和肥胖(BMI 为 25~40 千克/米^2)的脂肪性肝炎患者,发现健康教育一年可以减少体重的 0.2%,肝脏炎症等组织学改善率为 30%;而参与减重和运动计划的患者一年后减少体重 9%,肝脏炎症等组织学改善率高达 72%。

此外，增加体力活动可以改善脂肪肝患者的生存率。一项针对美国国家健康与营养调查的研究纳入 2793 例脂肪肝患者，平均随访近 11 年发现，体力活动持续时间越长，全因死亡风险就越低，心血管疾病相关死亡风险也更低。

如何运动？

运动建议包括每周 150~300 分钟的中等强度有氧运动，每周至少有三天；以及每周至少有两天的阻力运动。

（1）运动种类，一般包括有氧运动和无氧运动。

有氧运动：是指人体在氧气充分供应的情况下进行的体育锻炼，也就是说，在运动过程中，人体吸入的氧气与消耗的氧气相等，达到生理上的平衡状态。有氧运动的主要功能是减脂。譬如快走、慢跑等属于有氧运动。

无氧运动或阻力运动：是指人体肌肉在无氧供能代谢状态下进行的运动。无氧运动的主要功能是增肌。通常无氧运动有俯卧撑、哑铃以及杠铃等项目。

（2）如何判断运动的强度。

有一个简单的判断方法：

①低强度运动：一般而言，运动时心率在 40%~54% 最大心率范围内为小强度。

②中等强度运动：运动时呼吸加快，但没有喘不过气来；运动约十分钟后，会出汗；可以继续正常说话，但不能唱歌。达到这个状态属于中等强度运动。

③高强度运动：呼吸深而快；运动几分钟后就会出汗；基本不能正常说话，而不停地喘气。达到这个状态为高强度运动。

中等强度有氧运动可以选择健身走、慢跑（6~8 千米 / 小时）、骑自行车（12~16 千米 / 小时）、登山、爬楼梯、游泳等；高强度有氧运动可以选择跑步（8千米/小时以上）、骑自行车（16千米/小时以上）等。

　　总之，建议脂肪肝患者进行抗阻力训练和有氧运动，但是，大家不要拘泥于数字和形式，运动类型不是最重要的，重要的是循序渐进、长期坚持。

（刘娇娇　张芝田　颜红梅）

脂肪肝有特效药物吗？

40 岁的陈先生，平时工作繁忙，应酬又多，这腰围像吹气球一样越来越粗，身高只有 175 厘米的他，体重达到 90 千克，计算下来 BMI 超过了 29 千克 / 米^2，已属于肥胖人群。陈先生既往每年体检一次，除了有脂肪肝，其他各项指标并没有检查出什么异常，所以陈先生也没把这肥胖脂肪肝当回事。今年在体检中却查出了糖尿病、高血脂、高血压。年纪轻轻，已经有那么多的疾病缠身。听家里亲戚推荐，开了很多保肝西药中药服用，服用三个月，肝酶确实能下来一点，但是一旦减少药物或停用，肝酶又升上去了。陈先生对治疗都没有信心了，疑惑道：为什么服药以后没有什么治疗效果，脂肪肝治疗到底有没有特效药呢？

知识点 1：

脂肪肝目前还没有公认的特效药。

单纯性脂肪性肝病一般不需要药物治疗，通过改变生活方式即可。

对于非酒精性脂肪性肝炎特别是合并进展性肝纤维化患者，可以在医生指导下合理选择这些药物：

（1）维生素 E 等，具有减少氧化应激的作用，可以改善肝脏组织学，可用于没有糖尿病的脂肪肝，但是长期服用可能引起高血脂、前列腺癌等。

（2）降糖药物：吡格列酮，通过增加胰岛素敏感性发挥作用，可以改善肝脏组织学病变，适合用于合并 2 型糖尿病的非酒精性脂肪肝患者。副作用是可能会导致下肢浮肿，加重心衰或骨质疏松。

（3）降糖药物：胰高血糖素样肽 1 受体激动剂，利拉鲁肽、司美格鲁肽，可以改善肝脏组织学病变，减轻体重，同时对心脏、肾脏均有获益。适合用于合并 2 型糖尿病的非酒精性脂肪肝患者。需要注意的是胰腺炎和甲状腺髓样癌患者不能应用。该类药物属于针剂，需要皮下注射治疗。

知识点 2：

脂肪肝的基本治疗就是改善生活方式、减轻体重。如果减重 10% 以上，可以显著改善肝脏炎症和纤维化。而前述的药物，改善肝脏炎症的有效率基本不超过 50%，并且改善纤维化作用也不突出。所以，每次就诊医生总是建议你减重、减重、减重，是因为减重确实更有效啊。

遗憾的是，只有 10% 的人可以做到减重 10% 以上，而 90% 的人做不到有效减重。对于自行减重困难的人，也可以选择药物减重，甚至手术减重。

哪些人可以选择药物减重？

建议中国人群中 BMI ≥ 28 千克/米^2 且经过三个月的生活方式干预仍不能减重 5%，或 BMI ≥ 24 千克/米^2 合并高血糖、高血压、血脂异常、非酒精脂肪肝、负重关节疼痛、睡眠呼吸暂停综合征等肥胖相关并发症之一的患者，在生活方式和行为干预基础上推荐应用药物减重治疗。目前美国 FDA 已经批准的减重药物包括：奥利司他、利拉鲁肽、芬特明、氯卡色林、芬特明 / 托吡酯、纳曲酮 / 安非他酮及司美格鲁肽等，中国批准的减重药物有奥利司他、利拉鲁肽和贝那鲁肽。

总之，目前没有针对脂肪肝的特效药物，生活方式的改变，运动和控制饮食在脂肪肝治疗中占有重要的地位，当合并糖尿病或者高血脂或高血压等疾病时，可遵医嘱服用同时可以改善脂肪肝的降糖降血脂降压药物。此外，我们要注意的是，切忌自行乱服药，有可能进一步加重肝脏损伤。

（刘娇娇　张芝田　颜红梅）

如何判断脂肪肝严不严重？

40 岁的陈先生，平时工作繁忙，应酬又多，这腰围像吹气球一样越来越粗，身高只有 175 厘米的他，体重达到 90 千克，计算下来 BMI 超过了 29 千克 / 米 ^{2}，已属于肥胖人群。陈先生既往每年体检一次，除了有脂肪肝，转氨酶指标轻微升高以外，其他各项指标并没有检查出什么异常，所以陈先生也没把这肥胖脂肪肝当回事。今年体检检查显示，B 超提示重度脂肪肝，而且肝酶也比正常增高了三倍，ALT 正常是 40 以下，陈先生报告达到 125U/ 升，血糖、血脂、血压也升高了。陈先生赶紧去医院就诊，医生建议陈先生肝穿刺活检，结果提示陈先生的肝脏已经出现非酒精性脂肪性肝炎，肝纤维化 3 级。陈先生有些紧张，赶紧问医生这个状况严重吗？医生说已经比较严重了，但是经过治疗是可以改善的。

知识点：

前面提过，NAFLD 的疾病谱包括单纯性肝脂肪变性与非酒精性脂肪性肝炎。单纯性肝脂肪变性就是肝脏里面仅仅是脂肪增多，但是没有产生明显破坏作用，肝脏里面没有炎症、纤维化等表现，属于天生基因好，肝细胞就是能存货。这种情况可以不用特殊处理，加强控制饮食，增加运动就行。

非酒精性脂肪性肝炎，就是肝细胞里面除了脂肪沉积增多以外，还产生了破坏作用，肝脏出现明显炎症，纤维化。这个阶段比较严重，容易进展为肝硬化、肝癌，还同时伴有血糖、血脂、血压高，甚至已经出现心血管疾病了，这部分人必须到医院积极就诊。

如何判断严重程度呢？有以下几个办法判断脂肪肝是不是严重

1. 根据临床特征判断

如果肝功能反复异常，同时伴有肥胖、糖尿病、其他代谢异常等，一般提示存在脂肪性肝炎或肝纤维化等严重阶段。像陈先生的肝酶之前轻度升高，今年明显升高，就提示肝脏一直受到破坏。再加上肥胖、糖尿病、高血压等，出现肝脏严重病变的概率就很大。

2. 根据一些简易评分计算

到医院就诊后，医生会通过一些简易评分来帮助判断是否可能存在脂肪性肝炎，譬如肝脏纤维化评分，FIB4 评分等。

3. 肝硬度

有些大医院会配备 Fibroscan 或 Fibrotouch 机器，可以同时测定肝脏脂肪含量及肝脏纤维化程度，简单方便。复旦大学附属中山医院内分泌科研发的超声肝脏脂肪定量技术已经推广到部分医院，可以测定肝脏脂肪变性的程度，不过不能判断是否肝纤维化。

4. 磁共振波谱技术及弹性成像

磁共振是目前定量评估脂肪肝比较准确的方法。其中，磁共振波谱技术及 PDFF 技术可以准确判断肝脏脂肪沉积情况，弹性成像可以判断纤维化程度。

5. 肝穿刺

肝穿刺抽取少许组织进行病理学检查是诊断脂肪肝及判断脂肪肝严重程度的金标准。可以准确判断肝脏脂肪变性程度、肝脏炎症及纤维化程度，当脂肪肝病因不太确定时，也可以判断病因。

　　总之，出现脂肪肝甚至进展到脂肪性肝炎时要更加重视，积极干预，防止肝病进展。但是，也不用过度紧张，研究表明，只要在医生指导下，积极减轻体重，控制各种代谢异常，肝脏炎症和纤维化是很可能逆转的。

（刘娇娇　张芝田　颜红梅）

什么情况下需要肝穿刺?

陈先生平时工作繁忙，应酬又多，这腰围像吹气球一样越来越粗，身高只有175厘米的他，体重达到90千克，BMI超过29千克/米^{2}的陈先生已属于肥胖人群，但是每年体检一次的陈先生各项指标并没有检查出什么异常。今年体检陈先生的B超提示脂肪肝，肝酶也比正常增高了三倍以上，医生建议陈先生肝穿刺活检。

为什么要肝穿刺?

知识点：

肝穿刺活组织检查在明确非酒精性脂肪性肝病（NAFLD）和非酒精性脂肪性肝炎（NASH）诊断方面具有不可替代的地位，能够确定 NAFLD 的严重程度（分级和分期），为治疗和预后提供指导；能够用于 NASH 自然史研究，明确 NASH 导致的隐源性肝硬化。

哪些患者建议肝穿刺

关于 NAFLD 患者的肝穿刺适应证，美国肝病学会（AASLD）NAFLD 诊治指南中建议：

（1）具有 NASH 脂肪性肝炎和进展期肝纤维化高风险的 NAFLD 患者，推荐行肝穿刺检查；

（2）伴有代谢综合征（血糖高血压高代谢异常）或需要通过 NAFLD 纤维化评分确定 NASH 及进展期肝纤维化的高危患者，应行肝穿刺活组织检查；

（3）疑似 NAFLD 患者合并其他慢性肝病，推荐肝穿刺活组织检查进行诊断与鉴别诊断。

肝穿刺怎么做

（1）消毒，用碘伏进行局部消毒和麻醉；

（2）细针，用细针从皮肤表面，在超声引导下进入肝脏组织；

（3）抽取，进入肝脏组织后，抽取组织进行病理活检；

（4）按压止血，抽取完成后，进行压迫止血。

总之，肝穿刺是非酒精性脂肪性肝病（NAFLD），尤其是非酒精性脂肪性肝炎（NASH）诊断的"金标准"，不但能够明确诊断，而且能够评价炎症活动度和纤维化程度，评估病情，预测疾病进展。尽管肝穿刺检查存在有创性、取样和评价误差等局限性，但在 NAFLD/NASH 临床试验研究及新药临床试验中，肝组织学评价是研究队列患者入组、主要治疗终点和（或）次要治疗终点评价的指标，具有其他方法目前尚不可替代的作用。

临床评价脂肪肝的技术还有：质子波谱、磁共振同反相位化学位移成像、CT 值测量、超声及血液生化检查等。但因其各自具有一定的局限性，难以满足现代医学对疾病早期诊断与精准化评估的要求，新近出现的磁共振技术表现出很好的优势。医生也在不断地摸索和探索更好的评估和治疗方式，给患者带来便利以及更加精准的诊治。

（刘娇娇　张芝田　颜红梅）

如何防止脂肪肝变为肝硬化?

40岁的陈先生,平时工作繁忙,应酬又多,这腰围像吹气球一样越来越粗,身高只有175厘米的他,体重达到90千克,计算下来BMI超过了29千克/米^2,已属于肥胖人群。陈先生既往每年体检一次,除了有脂肪肝,转氨酶指标轻微升高以外,其他各项指标并没有检查出什么异常,所以陈先生也没把这肥胖脂肪肝当回事。今年体检检查显示,B超提示重度脂肪肝,而且肝酶也比正常增高了三倍,ALT正常是40以下,陈先生报告达到125U/升,血糖、血脂、血压也升高了。陈先生赶紧去医院就诊,医生建议陈先生肝穿刺活检,结果提示陈先生的肝脏已经出现非酒精性脂肪性肝炎,肝纤维化3级。陈先生有些紧张,赶紧问医生这种状况严重吗?医生说已经比较严重了,但是经过治疗还是可以改善的。陈先生悬着的心才放了下来。

那么,我们应该怎么去预防脂肪肝的进展呢?

(1)首先要重视脂肪肝的筛查,及时就诊,评估脂肪肝的严重程度,评估脂肪肝合并的代谢异常情况,做到早发现。

（2）发现存在脂肪肝的进展因素，要及时干预，早治疗。

（3）脂肪肝的治疗策略有三个方面：

第一是保护肝功能，防止发展为终末期肝病和肝细胞癌；

第二是预防和治疗糖尿病、血脂异常、代谢综合征等代谢并发症；

第三个主要目标是预防心血管并发症。

（4）脂肪肝的治疗方案：

①脂肪肝的基本治疗就是改善生活方式、减轻体重。研究显示，体重减少5%就能看到脂肪肝改善，体重减少10%后，肝脏炎症和纤维化就会改善。

②避免损害肝脏的因素，譬如避免饮酒，不要乱用药物等。

③合理选择药物治疗脂肪肝。

一些具有改善胰岛素敏感性、减少氧化应激及减重的药物可以改善肝脏组织学病变。譬如吡格列酮、维生素E、胰高血糖素样肽1受体激动剂等等，但是由于药物都存在一定的不良反应，一定要在医生指导下合理应用。

④定期检测随访肝脏和代谢指标变化，及时调整诊疗方案。

A.观察生活方式改变情况；

B.体重、腰围和血压变化情况；

C.肝酶、血糖、血脂、胰岛素等血液指标；

D.腹部B超、肝脏硬度、磁共振等；

E.必要时需要复查肝活检。

陈先生听了医生的建议，三个月体重减轻了10千克（11.1%），半年减了体重的9%并且定期复查，各项指标明显改善了，陈先生坚定了信心，继续坚持，一年后体重减轻了15%，肝纤维化从3级变成了0级，所有指标都正常了。

总之，对于脂肪肝患者，我们应该早诊断早治疗早评估，定期监测，是可以做到延缓甚至逆转脂肪肝的。 （刘娇娇　张芝田　颜红梅）

高脂血症

高脂血症
——这个"沉默杀手"，你了解吗？

拿到体检报告的那一刻，小美不淡定了。本以为自己身材苗条，没啥不舒服，不会有什么问题，万万没想到自己的胆固醇和甘油三酯居然都是升高的。满心疑惑的小美来到内分泌科门诊，满脸愁容地问道："医生，我这是什么问题呀？对我的身体会有什么影响吗？"接诊的医生淡定地回答道："你这是血里的'油'太多了，医学上称为高脂血症。"

那么，什么是医生所说的"高脂血症"？哪些人容易出现高脂血症？为什么高脂血症被称作"沉默杀手"呢？

高脂血症，或称作高血脂，是血脂异常的通俗说法，是指血液检测中的总胆固醇（TC）、甘油三酯（TG）、低密度脂蛋白胆固醇（LDL-C）水平升高，高密度脂蛋白胆固醇（HDL-C）水平降低，其中 TC、TG、LDL-C 只要有一项出现异常升高或 HDL-C 降低就是血脂异常。

说到血脂异常，我们必须先了解一下什么是血脂？血脂是血清中的 TC、TG、LDL-C、HDL-C 等的总称。血脂不溶于水，必须与特殊的蛋白质即载脂蛋白结合形成脂蛋白才能溶于血液，被运输到组织器官中进行代谢。

LDL-C 从肝脏运输到全身各处加以利用。如果低密度脂蛋白水平升高，运送的胆固醇过多，身体消耗不了，就会沉积在血管壁上，造成动脉粥样硬化，甚至斑块形成，斑块不断增大会使动脉逐渐狭窄甚至闭塞。因此，LDL-C 常被人们称为"坏的胆固醇"。

高密度脂蛋白把胆固醇运送回肝脏，经过加工，重新利用。如果高密度脂蛋白水平升高，就会把更多的胆固醇运送回肝脏，减少对血管的损害，从而限制动脉粥样硬化的发生与发展，起到抗动脉粥样硬化的作用。所以，HDL-C 被称为"好的胆固醇"，水平升高是好事。

甘油三酯水平升高虽然不会直接导致动脉粥样硬化，但随着长期的甘油三酯升高，最终也会引起 LDL-C 增加，增加心脑血管疾病的风险。而且当甘油三酯超过 5.6 毫摩尔／升的时候，还会增加急性胰腺炎的风险，严重者可导致死亡的发生。所以当甘油三酯超过 5.6 毫摩尔／升的时候，要尽快把甘油三酯降下来。

很多人都觉得只有肥胖的人才会有高脂血症，其实，体重正常或偏瘦的人也可能出现血脂异常。脂肪摄入过多、脂蛋白合成及代谢过程的异常均可导致血脂异常。不能以体型胖瘦来判断血脂水平的高低。体形胖的人，机体对脂肪的分解代谢减少，脂肪合成增多，确实容易发生高脂血症。但如果他们脂质的新陈代谢功能特别好，吃多少代谢多少，也能保持血脂正常。体型瘦的人，出现血脂偏高，大部分是由于先天遗传基因的影响或脂质新陈代谢能力较弱。

有高脂血症、冠心病、脑血管病或动脉粥样硬化家族史的人群，已患高血压、糖尿病、动脉粥样硬化的人，绝经后女性及 40 岁以上的男性（受激素变化影响），长期吸烟、酗酒的人（代谢紊乱），有皮肤黄色瘤（常见于双侧眼睑）或甲状腺功能减退等疾病的人，更容易发生血脂异常。

高脂血症患者早期常没有明显的不舒服，很多病友都是在体检时才发现自己血脂出问题了。很多人以为没有不舒服，就不用管它，真的是这样吗？有句俗语说，血脂不降百病生。高血脂其实是血管健康的"沉默杀手"。有研究显示，高脂血症患者脑卒中、冠心病、心肌梗死的发病率要明显高于血脂正常人群。如果血脂长期处于很高的水平，猝死的风险增加，还会导致高血压、糖尿病、脂肪肝、胆石症、胰腺炎、眼底出血、失明、周围血管疾病、高尿酸血症等疾病的发病风险增加。某些家族性血脂异常患者可能会在青春期前就发生冠心病，甚至心肌梗死。

可见，高脂血症就像一枚埋在人体内的"不定时炸弹"，早发现、早诊断、早治疗显得尤为重要。

（汤卡卡　林寰东）

高脂血症，是老年人才会有的疾病吗？

30多岁的小吴打开体检报告，看到了与去年同样的一条体检建议：内分泌科就诊。一连三四年的体检报告都是这样显示。"不就是血液里的脂肪多一点吗？不痛不痒，有啥关系的。再说了，我周围的同学、朋友血脂高的多的是，都活得好好的。老年人血脂高才危险，我现在年纪轻，扛得住，多活动活动就没事了。"

年轻人的高脂血症是否正如小吴所说的"没事"呢？

一般情况下，高脂血症的发病率随着年龄的增加有增高的趋势。高脂血症的确是中老年人群的常见病和多发病。然而，高脂血症并非中老年人群的专利。随着人们生活水平的提高和饮食结构的改变，越来越多的青壮年成为高脂血症的患病者。

年轻人高脂血症的原因

年轻人的高脂血症大部分是由于不良生活方式所引起的，如熬夜加班、不规律饮食、抽烟喝酒应酬似乎已经成了不少现代人的日常。今天烧烤、明天火锅、后天奶茶，饮食不均衡，高能量、高脂和高糖饮食，过度饮酒等导致营养过剩。缺乏运动，长时间的久坐不动则导致营养消耗减少。多吃少动成为年轻人高脂血症的主要原因。

在年轻人当中还有一部分高脂血症则是由于遗传基因突变所导致的家族性高脂血症，包括家族性高胆固醇血症和家族性高甘油三酯血症。

年轻人高脂血症的主要危害

《中国中青年心脑血管健康白皮书》指出中青年心脑血管疾病中高脂血症患者的占比达到49.2%。高血脂是引发中青年心脑血管疾病的主要原因。《美国心脏病学会杂志》（JACC）发表的一项大型研究显示：在血脂水平相似的中年人中，年轻时就高血脂的人，心梗、中风等心血管疾病风险更高；即使在血脂得到控制后，仍有残留的风险。比如，同样40岁、胆固醇水平相同的两个人，相较于年纪大了才血脂升高，年纪轻就高血脂的人，发生心血管事件的风险更高。高甘油三酯血症还是引发急性胰腺炎的重要原因。

年轻人如何及早发现高脂血症？

由于高脂血症通常没有症状，因此，常规的健康体检就成为发现高脂血症的重要途径。20~40岁的成年人应至少每五年检测一次血脂；40岁以上男性和绝经期后女性则每年都要检测血脂。年轻人，如果发生了冠心病、脑卒中等动脉粥样硬化性心血管疾病（ASCVD）或者是发生这些疾病的高危人群，如有高血压、肥胖、糖尿病或有吸烟的习惯，就应该每3~6个月测定一次血脂。男性一级直系亲属在55岁前或女性一级直系亲属在65岁前患缺血性心血管病至少每年应该检测一次血脂。如果发现皮肤或肌腱存在黄色瘤或跟腱增厚者也应该赶紧检查血脂。

年轻人高脂血症的预防

（1）合理的饮食结构。高脂血症患者的饮食应以高优质蛋白（牛奶、鸡蛋、瘦肉、鱼和鸡肉等）和蔬菜、水果为主，减少甜食、奶油、巧克力等油腻食物摄入，主食之中应搭配部分粗粮，燕麦、玉米、海带、紫菜、胡萝卜、山楂、木耳、冬瓜等都有较好的降血脂作用，可以适当多吃一些。

（2）运动锻炼，控制体重。肥胖人群，尤其是腹型肥胖的人血液中的低密度脂蛋白胆固醇（LDL-C）和甘油三酯（TG）水平显著增高。运动锻炼不但可以增强心肺功能、改善胰岛素抵抗，而且还可以减轻体重，降低血液中 LDL-C 和 TG 的水平，提高高密度脂蛋白胆固醇（HDL-C）水平。

（3）戒烟限酒。吸烟可以提高 LDL-C 和 TG 的水平，降低 HDL-C 水平。停止吸烟一年后 HDL-C 可恢复至不吸烟者的水平，降低冠心病的危险程度。同时，吸烟是 ASCVD 的重要危险因素，因此高脂血症患者应当戒烟。少量饮酒虽然可以提高 HDL-C 的水平，然而过度饮酒容易产生脂肪肝，可能抑制肝脏的胆固醇代谢。高甘油三酯血症患者饮酒更容易诱发急性胰腺炎的发生。因此，高脂血症患者应当限制酒精的摄入。

（4）劳逸结合，适当休息。规律的生活节奏可以使人体各个系统运行顺畅，功能正常，有利于营养的消化、吸收和代谢。一日三餐尽量做到定时定量，减少不必要的应酬和暴饮暴食。

不合理的饮食结构、缺乏运动锻炼，以及不规律的作息使得高血脂正在侵袭中青年人群。高脂血症的年轻化趋势使得在中青年人群中开展高脂血症的预防显得更为重要。

（林寰东）

关于高脂血症的常见误区

喜欢抽烟的老张发现血脂异常已经有好几个年头了，每次家里人让他到医院好好看看他都回怼道："我又不痛不痒，没啥不舒服。干吗要去医院？"这次，在家人的反复劝说下老张终于到医院做了检查，医生也给他处方了药物。然而，与他一起打牌的好友却对他说："降血脂的药副作用很大的哦，吃多了要把肝脏搞坏的。我女儿从国外给我买来了深海鱼油。吃鱼油可以降血脂，还没有副作用。"

老张和他的好友对高脂血症的认识对吗？接下来，我们就来谈谈关于高脂血症的一些常见误区。

没有症状不会是高脂血症，没有症状不需要治疗

高脂血症主要是通过血液生化检查发现和诊断的，除极少数家族性高胆固醇血症患者可见皮肤黄色素瘤以外，通常没有明显的自觉症状，只是表现为血脂检测结果的异常。因此，没有症状仍然有可能是高脂血症患者。高危人群，如有冠心病、心绞痛或心肌梗死、脑卒中等动脉粥样硬化性心血管疾病病史或存在高血压、糖尿病、肥胖、吸烟等心血管疾病危险因素的人群，男性一级直系亲属

在55岁前或女性一级直系亲属在65岁前患缺血性心血管病，家系中有家族性高脂血症患者的，都应该通过血液检测及早发现和诊断高脂血症。

高脂血症对人体的损害是隐匿的、渐进的和全身性的，血脂异常长期未得到有效控制，将会导致冠心病、脑卒中等心脑血管疾病和肾动脉硬化等肾脏疾病的发生。因此，高脂血症患者，即使没有症状，也应当进行早期干预、早期治疗以预防心、脑、肾等重要脏器并发症的发生。

只有肥胖的人才会得高脂血症

不少人往往会把高脂血症与肥胖画上等号，认为高脂血症就是肥胖人的专利。其实，产生高脂血症的主要原因在于体内脂质代谢的异常。肥胖的人往往吃得比较多，营养过剩，容易产生体内脂肪的堆积，更容易出现高脂血症。而瘦的人如果存在脂代谢过程的异常，同样会出现血脂的异常。所以高脂血症并不是肥胖人的专利。

高脂血症，只要管住嘴，控制饮食就可以了

很多人将高脂血症看作是油腻的东西吃得太多造成的，认为只要饮食清淡，多做运动就能解决。实际上血脂中来源于我们食物摄入消化吸收的外源性脂质只占30%，大多数则是来源于我们体内肝脏的合成，这部分内源性脂质占到总血脂的70%。因此，合理控制饮食，减少外源性脂质的摄入尽管可以作为控制血脂的基础，但是对于绝大多数高脂血症患者来说，仍然不足以达到治疗的目标，这就有必要在医生的指导下服用调脂药物来提升血脂的代谢能力，减少内源性血脂的生成。

降血脂，吃深海鱼油比吃药好

许多高脂血症患者将吃深海鱼油作为降血脂的首选，并且还拒绝服用降脂药物。其实，鱼油的确可以降血脂，二十碳五烯酸（EPA）是鱼油中的主要成分，是人体内不可缺少的重要营养素。人体内通过亚麻酸转化而来的 EPA 速度慢且转化量少，不能满足人体的需要。所以，通过食物补充不失为很好的方法。作为 ω–3 多不饱和脂肪酸，EPA 有抑制血液中的低密度脂蛋白胆固醇的作用，减少其在血管内壁上附着沉积的作用，同时可以清除自由基，降低血液黏稠度，促进血液循环，从而预防动脉粥样硬化的形成和发展。然而，鱼油降低血脂的作用比较微弱，需要大量食用才能起到一定的效果，而鱼油属于高热量的食物，过多食用就会导致大量的热量进入到机体内，产生营养过剩，进一步转变为脂肪储存在体内，反而会造成体重增加和血脂升高。因此，作为保健品，深海鱼油只能作为降脂药物的辅助食物，而不能成为降脂治疗的主力军。

降血脂的药物有很多副作用，不能用

目前降血脂的药物有很多，包括他汀类药物、贝特类药物、胆固醇吸收抑制剂、胆酸螯合剂、前蛋白转化酶枯草溶菌素 9（PCSK9）抑制剂等多种药物。各类药物都有其适用范围和副作用，如他汀类药物、胆固醇吸收抑制剂、PCSK9 抑制剂主要针对高胆固醇血症患者，贝特类药物主要降低甘油三酯，他汀类药物可能会引起肝功能异常和肌病的发生，然而，这些副作用发生的概率不高，及时发现及时停药大多数都能恢复正常。因此，只要在医生的指导下有针对性地用药，认真观察可能的副作用并及时处理，使用这些降脂药物的获益（降低心血管疾病的发生风险）都超过其可能的副作用。

血脂正常了，就可以停药

高脂血症是一种慢性代谢性疾病。血脂异常是一个缓慢形成的过程，要消除血脂的不良影响同样需要一个长期的过程。用药后血脂恢复到正常范围并不代表血脂异常已完全逆转，绝大多数患者在血脂水平稳定控制后仍然需要继续服药，尤其是合并冠心病、脑卒中等心血管疾病患者。长期服用调脂药物不仅可以调节血脂，还可以明显降低冠心病、心肌梗死、脑卒中的发生率、致残率和死亡率。

血脂越低越好

尽管高血脂对血管有潜移默化的危害，但是胆固醇和甘油三酯都是维持人体正常代谢的必需营养物质，血脂过低同样不利于健康。因此，高脂血症患者在服用药物降脂的过程中，不要盲目追求过低的血脂。尤其是高龄老人，降脂治疗尤应小心，降到适宜的水平即可。心血管疾病极高危患者的 LDL-C 水平应当低于 1.8 毫摩尔 / 升，低、中危患者只需将 LDL-C 水平降低到 3.4 毫摩尔 / 升以下。究竟什么样的水平才算是适宜的水平还是需要医生根据患者的病情和心血管疾病的发病风险进行综合评估。

（林寰东）

使用调脂药物要注意些什么?

　　最近,王阿婆女儿给她做了一次健康体检。体检报告显示血脂异常。她去医院就诊,医生给她开了药,让她每天晚上服用一片,并且关照她一个月后来医院进行复查。前两天正好在小区里与几位邻居聊天。陈阿姨听说她在吃降脂的药物,立马对她说:"哎呀,降脂药是不能一直吃的噢!吃久了会把肝脏搞坏的。以前我就有个同事因为吃降脂药肝脏出问题,医生让她赶紧把药停了。"王阿婆一听,回家后再也不吃药了。一个月后,女儿发现她身边还有很多没有吃完的药,又听了王阿婆的解释,有些不知所措。那么,这药到底该吃不该吃呢?

　　近些年来,我国成人血脂异常的患病率逐渐增高,由 2002 年的 18.6% 上升到 40% 以上。血脂异常已经成为我国成年人,尤其是中老年人群的常见慢性疾病,由此导致心脑血管疾病快速、持续地增加。

　　降脂治疗是有效控制血脂水平,降低心脑血管疾病发生的重要手段。那么该如何规范、合理地使用调脂药物,以达到良好控制血脂的目的呢?

合理选择调脂药物

调脂药物包括主要降低胆固醇的药物和降低甘油三酯的药物。在降低胆固醇的药物中他汀类药物是主要的代表药物，也是临床广泛使用的药物。他汀类药物可以使低密度脂蛋白胆固醇（LDL-C）下降25%~50%，同时具有抗炎和保护血管内皮功能的作用。其他的药物还包括胆固醇吸收抑制剂依折麦布、胆酸螯合剂等等。贝特类药物是主要降低血甘油三酯（TG）的代表药物，可以使血清TG水平下降20%~60%。烟酸类药物和高纯度鱼油制剂也有一定的降低TG的作用。此外，新近应用于临床的前蛋白转化酶枯草溶菌素9（PCSK9）抑制剂也具有明显降低血清LDL-C的作用。调脂药物需要根据血脂异常的病因及类别，药物的作用机制、副反应等因素以及患者的年龄、伴随疾病、工作和生活方式以及经济承受能力，在医生的指导下有针对性地选择治疗药物。切忌听从病友的推荐随意选择治疗药物。

调脂药物的使用方法不同

不同的调脂药物在使用上存在差别。多数调脂药物是口服药，需要每天服用，而新近上市的PCSK9抑制剂则需要皮下注射治疗，每2周注射一次。他汀类药物在晚上服用时能够更有效地降低LDL-C，所以建议在晚上睡觉前服用。

不能随意合用或停用调脂药物

联合应用调脂药物可以提高血脂的控制达标率，同时减少副作用。通常在使用他汀类药物的基础上合用依折麦布、贝特类或PCSK9抑制剂。不同的调脂药物有不同的作用机制，因此同类药物不能合用。特别要注意的是一些中成药含有西药成分，如果与作用机制相同的西药合用就可能增加产生副反应的概率。

绝大多数高脂血症患者需要长期使用调脂药物。当血脂控制达标后，可以在医生的指导下逐渐减量，然后以药物的最低有效剂量长期服药来维持疗效，切忌随便停药。否则不但前功尽弃，发生心肌梗死等意外事件的概率也会大大上升。

警惕调脂药物的不良反应

降脂药物的不良反应，包括恶心、腹胀、腹泻等胃肠道不适症状以及头晕、头痛等症状。一般症状轻微，长期用药后可自行缓解。肝功能损伤、横纹肌溶解症是降脂药物较为重要的不良反应，以他汀类药物比较多见，表现为转氨酶升高和肌肉酸痛无力。只要警惕这些可能的副作用，定期检查肝功能和肌酸激酶，及时发现、及时停药都可以恢复正常。所以，不必因为过分担心药物的副作用而拒绝使用。

（林寰东）

高尿酸血症与痛风

尿酸高，别大意

刚大学毕业的小帅最近参加入职体检，心想自己这么年轻应该不会有啥问题。谁料想，体检报告却显示他的血尿酸高达 700 微摩尔/升，数值后面醒目的红色箭头让小帅有些紧张，他赶紧来到了医院的内分泌科，迫不及待地将一连串问题抛给了医生，什么是高尿酸血症？为什么会得高尿酸血症？高尿酸血症有什么危害吗？

医生耐心地向小帅解释，高尿酸血症是一种代谢性疾病，是体内嘌呤代谢异常所导致的疾病。无论男性还是女性，不同天的两次空腹血尿酸水平超过 420 微摩尔/升，就可以诊断为高尿酸血症。

要了解为什么会得高尿酸血症，我们得先来了解一下嘌呤。嘌呤广泛地存在于人体细胞核和食物中，在遗传物质的复制、基因转录、蛋白质合成与细胞代谢中都起着重要的作用。大约 80% 的嘌呤来自体内核酸的氧化分解，20% 来自外源性食物摄取。尿酸则是人体嘌呤降解代谢的最终分解产物。正常情况下，体内产生的尿酸大约 2/3 由肾脏排出体外。

尿酸产生过多和排泄减少是血尿酸水平增高的两大原因。体重超重或肥胖的病友们常伴有内脏脂肪的堆积和胰岛素抵抗，会引起尿酸生成过多，胰岛素抵抗还会导致肾脏排泄尿酸减少，最终引起高尿酸血症。果糖类食物会促进尿酸的生成；高嘌呤食物，比如浓的肉汤、动物内脏等，会引起血液中的嘌呤代谢产物——尿酸超出肾脏的排泄能力；酒精代谢产生的乳酸会竞争性抑制尿酸的排泄，啤酒中的麦芽更是可以在体内转化为尿酸。这些都会导致血尿酸水平过高。此外，在嘌呤的合成和分解过程中，需要多种酶的参与，由于酶的先天性异常或某些尚未明确的因素，导致尿酸合成增多或排出减少，也可以引起血尿酸水平过高。此外，精神压力对尿酸也会有影响。当人处于高压状态时，交感神经高度兴奋，会引起能量消耗过度，尿酸产生过多。同时，精神压力也会导致身体内环境代谢紊乱，引起尿酸排泄减少。

那么，高尿酸血症会造成哪些不良后果呢？尿酸在人体血液和组织液中的存在，就像我们把盐放在一杯水里一样，水中的盐放得过多，就很难完全溶解，会析出来成为晶体。尿酸在人体内也是一样的，当身体里的尿酸过多无法完全溶解时，就会形成尿酸盐结晶，从血液中析出并沉淀在我们身体的各个部位，例如：关节、软组织、血管壁等，引起局部炎症反应和组织破坏。

尿酸盐结晶沉积在关节，常会引起急性的关节肿痛发作，表现为突发足第一跖趾、踝、膝等单关节红、肿、热、痛，即人们常说的"痛风"，像是"魔鬼咬住了关节"的人生之剧痛，经历过的都会后怕，很多病友就是因为痛风急性发作就诊才知道自己有高尿酸血症。若痛风长期反复发作，可逐渐累及上肢关节，并出现尿酸盐结晶沉积在脚趾、手指、耳廓周围——即"痛风石"。长此以往会引起骨质破坏，导致关节变形，无法正常活动。

其次，尿酸盐结晶可以在肾脏沉积，引起急性肾病、慢性间质性肾炎或肾结石，称之为尿酸性肾病。另一方面，肾脏出问题后会引起尿酸的排泄进一步减少，造成血尿酸水平的升高，而高尿酸血症又可加重肾脏疾病，如此恶性循环，未及时诊治的患者最终发展为尿毒症，后期需要长期透析治疗。

很多人不知道，尿酸盐结晶还可以在血管壁沉积，引起动脉粥样硬化，导致高血压、冠心病、脑卒中等心脑血管疾病的发生。高尿酸血症造成的血管病变往往是很多患者容易忽视的并发症。这些疾病会严重影响患者的生活质量，甚至危及生命。

此外，高尿酸血症作为代谢性疾病的一种，与糖尿病等代谢综合征存在着千丝万缕的联系。尿酸盐结晶在胰腺沉积，会直接损伤胰岛 β 细胞功能，影响自身胰岛素分泌，引起糖尿病。高尿酸血症还会加重糖尿病患者的胰岛素抵抗和代谢紊乱，促进糖尿病患者的微血管和大血管并发症的发生。

由此可见，高尿酸血症是由嘌呤和尿酸代谢异常导致的慢性疾病，需要引起重视，并进行长期的病情监测与管理，从而减少或避免引发全身其他脏器的损伤和功能衰竭。

（汤卡卡　林寰东）

给痛风和高尿酸血症患者的
生活建议，请查收

周末，小胖的好友从外地来旅游，难得三五好友一起聚聚，各种美食、海鲜、烧烤、鲜肉汤，啤酒、白酒齐聚餐桌，觥筹交错之间，大家边吃边谈论着各种趣事，个个喜笑颜开。然而，酒足饭饱之际小胖却感到右脚大脚趾隐隐作痛。不以为然的小胖回到家中安然入眠。谁知凌晨右脚大脚趾突然剧烈疼痛，局部皮肤发红、发烫，还肿了起来，像是"魔鬼咬住了关节"。一夜辗转反侧，坐立难安。第二天一大早小胖拖着尚在疼痛的脚，火速来到医院。医生告诉他这是痛风急性发作。这时他才恍然大悟，往年体检血尿酸增高，因为没啥不舒服，就没放心上，也没去看医生，这次人生之剧痛原来是高尿酸惹的祸。刻骨铭心的疼痛让小胖引起了重视，追着医生问，我这以后生活上有啥需要注意的吗？

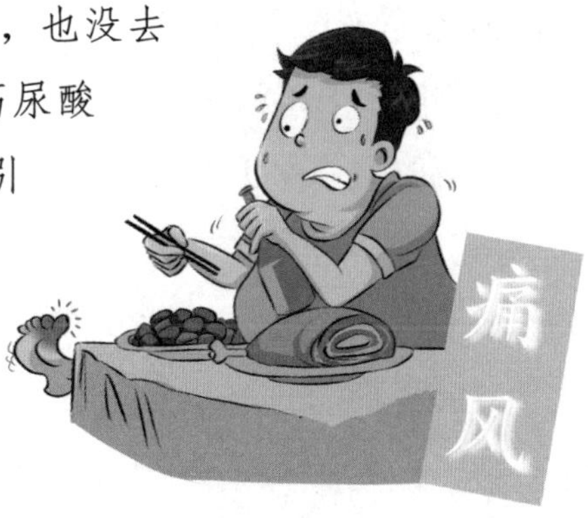

医生语重心长地说道，你自己心理上重视了，这是最重要的。痛风和高尿酸血症是与

图13

生活方式相关的疾病，最基本的治疗就是改变生活方式，而且要坚持。

（1）避免摄入高嘌呤肉类食物：高嘌呤的肉类食物，比如海鲜、红肉、动物内脏、熬制的肉汤等，均可使尿酸进一步升高，常引起痛风急性发作。豆制品（如豆腐等）及一些富含嘌呤的蔬菜对痛风和高尿酸血症的控制没有不利影响，可适量选用。

（2）鼓励新鲜蔬菜和奶制品的摄入：推荐每日食用500克或更多的新鲜蔬菜，每日摄入300毫升左右的低脂或脱脂奶，鸡蛋每日一个，适量低升糖指数的谷类食物。

（3）多饮水、勤排尿：每日保证充足的饮水量，维持每日尿量2000~3000毫升，促进尿酸排泄出体外。饮水量充足可以缩短痛风急性发作的持续时间，有助于缓解症状，但是要避免用饮料充当饮用水。如果有心脏或者肾脏功能不好的病友们则要根据具体情况适当减少饮水量。

（4）避免高果糖食物的摄入：果糖的摄入可引起血尿酸水平的升高，大量摄入果糖后血尿酸可在短时间内明显升高，可引起痛风急性发作。所以应当避免摄入富含果糖的饮料和水果。

（5）禁烟限酒：与不吸烟的人相比，经常抽烟或吸二手烟的人更容易患高尿酸血症和痛风。因此高尿酸血症的患者应当远离烟草。饮酒是我国痛风急性发作最常见的诱因。啤酒、白酒、黄酒都会引起血尿酸水平升高并诱发痛风急性发作。

（6）维持理想体重：体重超重或肥胖的病友们减轻体重可降低尿酸水平，减少痛风急性发作的次数。

（7）规律合理运动：建议每周至少有五天运动，每天运动半小时左右。运动中应当选用合适的运动鞋，避免关节受伤。同时要注意量力而行，根据性别、年龄、体质、病情等进行适当地调整，避免出现疲劳。可采用运动 2~3 天，休息一天的模式。

（8）避免关节受凉：冬季天气寒冷，春秋季节夜间或清晨气温相对日间较低，关节部位容易受凉。这是诱发痛风急性发作的原因之一，因此高尿酸血症患者要注意保暖，避免受凉。

（9）规律作息，劳逸结合：过度疲劳可产生大量酸性代谢产物，若平时运动少，会引起包括肾脏在内的各个脏器生理功能减退，尿酸从肾脏排泄减少，容易引起高尿酸血症和诱发痛风的急性发作。

（10）避免使用可能引起尿酸升高的药物：一些药物的使用可引起血尿酸升高和痛风急性发作，如阿司匹林、氢氯噻嗪、呋塞米、托拉塞米、环孢素 A、他克莫司、烟酸等。若非病情必须使用，请尽量避免。

（汤卡卡　林寰东）

高尿酸，要吃药吗？

李先生的血尿酸超标已有五个年头了，时不时还会出现脚趾和脚踝关节的疼痛。每次他都会吃一点止痛药，没几天也就好了。前两天，与几位好友聊天谈起他最近的体检报告。同样有高尿酸血症的好友王先生告诉他："你的尿酸都 580 了，怎么还不吃药？尿酸高是需要吃药的。""高尿酸，要吃药吗？"带着些疑惑的李先生在王先生的反复劝说下，来到了医院内分泌科一探究竟。

那么，高尿酸血症究竟要吃药吗？该怎么吃才是合理的呢？

其实，尿酸高是否需要吃药，取决于患者的临床表现以及血尿酸水平。如果血尿酸不是很高，没有痛风性关节炎症状，也没有相应肾脏和心脑血管疾病，可以通过限制高嘌呤饮食、规律运动锻炼、戒烟限酒、减轻体重等生活方式的调整使血尿酸水平恢复到正常范围内。此时就不需要服用降尿酸的药物了。经过生活方式的调整后，如果血尿酸水平仍然居高不下，就需要在病情评估的基础上，根据不同的情况启动降尿酸的药物治疗。通常需要遵循以下原则。

（1）如果尿酸特别高（超过 540 微摩尔／升），则需要在生活方式调整的基础上立即开始降尿酸药物治疗。

（2）如果有过一次痛风性关节炎发作，或者没有痛风发作病史，但是有尿酸性肾结石或高血压、糖尿病、血脂紊乱、肥胖、冠心病、脑卒中等任意一项疾病，在血尿酸超过 480 微摩尔 / 升时就应开始降尿酸药物治疗。

（3）如果有过两次以上的痛风性关节炎发作，或者只有一次发作，但是年龄小于 40 岁，或有上述任意一项疾病，血尿酸超过 420 微摩尔 / 升也应该开始降尿酸药物治疗。

那么，在降尿酸药物治疗中还需要注意些什么呢？

（1）合理选择药物。降尿酸的药物包括别嘌醇或非布司他等抑制尿酸生成的药物，以及苯溴马隆等促进尿酸排出的药物。选用什么样的药物需要由医生根据患者的病因、合并症以及肝、肾功能状况进行综合评估后确定。切忌人云亦云，道听途说随意用药。

（2）小剂量起始。过快降低血尿酸水平容易引发血尿酸水平的大幅波动，导致痛风的发作。因此，降尿酸药物需要从小剂量开始，逐步调整用药剂量。

（3）达标治疗和长期坚持。高尿酸血症属于慢性疾病，通常需要终生药物治疗。无痛风发作病史的患者血尿酸水平需要降低至 420 微摩尔 / 升以下，有痛风发作病史的患者则要降到 360 微摩尔 / 升以下，频繁发作痛风性关节炎或有痛风石的患者更要降至 300 微摩尔 / 升以下。很多患者在血尿酸下降到正常、症状刚消失时就自认为痊愈了，自行停药或自行减量，这样会出现血尿酸水平的反弹，从而再次引发痛风发作。因此降尿酸治疗需要坚持长期的达标治疗而不能轻易停药。

（4）不同阶段的用药不一样。痛风性关节炎的急性发作期以控制疼痛等急性发作症状为主，主要使用秋水仙碱、非甾体类抗炎药物和糖皮质激素。痛风急性发作患者可以在疼痛等症状完全缓解后 2~4 周开始降尿酸的药物治疗，正在服用降尿酸药物的痛风急性发作患者则不需要停用降尿酸药物。

李先生的血尿酸水平超过 540 微摩尔 / 升，属于尿酸特别高的情况。如其好友王先生所言，应该在生活方式调整的同时开始降尿酸的药物治疗。具体用什么样的药物还需要由医生进行详细的评估。所以，高尿酸血症的治疗并不是吃药这么简单，规范的检查和治疗对于血尿酸的长期控制，减少和避免痛风发作和其他高尿酸相关性疾病的发生尤为重要。

（林寰东）

高尿酸血症，该如何合理地运动锻炼?

王先生患高尿酸血症已经十多年了。每年都会发生几次痛风，每次发作都会让他有痛不欲生的感觉，平时则时不时还会有关节隐隐作痛的症状。去医院就诊，医生除了告诉他要控制饮食，减少海鲜、浓汤等高嘌呤食物的摄入，不喝酒、多喝水以外，还告诉他需要进行适当地运动锻炼。王先生满脸疑惑地问医生："我经常会这里痛，那里不舒服的，别人都告诉我不能运动。你说我还能运动锻炼吗？"

那么，高尿酸血症患者到底能运动锻炼吗？什么样的运动锻炼是合理的呢?

运动锻炼对高尿酸血症患者有不少好处。首先，可以增强体质，抵御疾病。高尿酸血症患者可能存在很多伴发症或并发症，如肥胖、糖尿病、血脂异常。这些疾病往往会对健康造成影响。运动锻炼不仅是这些疾病共同的治疗方法，良好的身体素质还可以减少疾病的发生和发展。其次，运动锻炼可以促进血液循环，改善代谢。尿酸是血液中的一种酸性物质，血流缓慢使得高尿酸血症患者更容易形成尿酸盐结晶，沉积于关节部位，导致痛风性关节炎的发作。运动锻炼可以使血液更加流畅，同时水分的补充有利于尿酸及时地排出。

尽管规律的运动锻炼可以改善高尿酸血症的代谢，减少痛风的发作，但是在运动锻炼中还是应当注意适度和合理，需要掌握以下一些原则。

（1）控制强度，循序渐进。中等强度的运动，即运动时的心率保持在最大心率的 60%~75%（最大心率 =220 – 实际年龄），每次运动时间半小时左右。中等强度的运动锻炼不至于导致过度疲劳，而高强度运动锻炼不仅增加心脏负担，还会导致局部关节容易受伤，使可能受损关节的疼痛感更加明显。运动时应该由低到高循序渐进地调整强度。如果一开始就进行剧烈运动，超过身体负荷反而会导致身体受到损伤，增加心脏负担，还会使局部的疼痛感更加明显。

（2）有氧运动，持续坚持。有氧运动是在氧气充分供应的情况下进行的体育锻炼，其特点是强度适中、节奏感强，可以持续运动。有氧运动时全身主要肌群参与运动，能很好地消耗体内多余的热量，有效促进全身的血液循环，改善心肺功能，促进血液中的尿酸代谢，降低尿酸水平。因此，有氧运动是高尿酸血症患者适用的运动形式，包括：游泳、瑜伽、快走、慢跑、健身操等。长期坚持的规律运动则可以保持运动锻炼的效果，稳定发挥降尿酸的作用。

（3）装备适宜，注意补水。高尿酸血症患者更容易产生运动损伤。所以，在运动锻炼的过程特别要注意配备适宜的运动装备，如护膝、护腕，合脚的运动鞋等等，以避免运动造成的损伤。运动锻炼通常会伴随着汗液的排出。汗液不具有排泄尿酸作用，大量的水分丢失反而会造成血液浓缩，血尿酸浓度的增高，存在引发痛风的风险。因此，及时补充水分可以避免血液中水分的流失，同时充足的水分可以促进尿酸排泄，防止尿酸过高。在运动过程中可以分多次少量饮水，最好是弱碱性苏打水，切记不要喝碳酸饮料。

（4）冬季锻炼，注意保暖。寒冷是引起痛风发作的原因之一。

低温会降低尿酸在血液当中的溶解度，更容易形成尿酸盐结晶沉积在关节等部位。寒冷时血管收缩，血流减慢使得尿酸盐结晶更容易沉积。因此，高尿酸血症患者在运动锻炼时应该做好保暖措施，尤其要保护好关节，避免受凉。特别是冬季低温情况下尽可能避免长时间地户外运动。

（5）痛风发作，休息为主。痛风发作时关节处于受损状态，表现为局部的红肿热痛，此时再进行运动锻炼反而会加重关节的损伤，使得病情加重。因此，在痛风急性发作期应当以制动休息为主。待症状恢复、病情稳定后再行运动锻炼。

生命在于运动。高尿酸血症患者同样可以通过运动锻炼来达到降尿酸的效果。只要是合理、有效、适量的运动一定能帮助像王先生这样的高尿酸血症患者控制血尿酸水平，降低痛风发作和并发症发生的风险。

（林寰东）

骨质疏松

骨质疏松不是什么大病？

张阿婆今年 75 岁了，最近体检各项指标都不错，就是有骨质疏松，体检报告建议到医院进一步就诊治疗，街坊邻居都说："这么大年纪了，骨质疏松不要紧的，多晒太阳、多喝牛奶就可以了。"张阿婆不放心，还是决定去医院听听医生的意见。

骨质疏松真的不要紧吗？让我们来了解一下骨质疏松的危害。

（1）骨质疏松会引起腰背疼痛和全身骨痛，夜间或是起坐等负重活动时疼痛尤为明显，还可能伴有肌肉痉挛，疼痛严重的时候甚至可以引起翻身、行走等活动困难，很多骨质疏松患者长年受到疼痛和活动受限的困扰，不仅生活质量大打折扣，很多老年人还因为觉得给子女增添了麻烦而感到自责。

张阿婆说："可是我并没有感觉到疼痛，骨质疏松如果不影响我的生活是不是就不要紧了呢？"的确有很多骨质疏松患者没有出现骨痛，然而这些没有症状的骨质疏松仍然会成为"静默的杀手"。

（2）严重的骨质疏松会导致锥体出现压缩性骨折，因而出现身高变矮或驼背等脊柱变形，这不仅影响行动和美观，腰椎变形还可能挤压肝脾胃肠，影响腹部脏器功能，胸椎变形还可能压迫心脏和肺，进而影响心肺功能。

（3）"疏松"的骨质异常脆弱，在日常生活中轻微的外力作用就可能诱发骨折，其中最具杀伤力的是老年人的髋部骨折，它不仅会致残，还可能危及生命，因为髋部骨折后老年人长期卧床状态下容易发生坠积性肺炎、压疮、脑梗死、肺栓塞等严重并发症，据统计，老年人发生髋部骨折后一年之内，20%的患者会死于各种并发症，因而髋部骨折又被称为是"生命中最后一次骨折"。

张阿婆明白了，骨质疏松可不容小觑，不仅影响生活质量，而且骨质疏松性骨折还有较高的致残甚至致死率，从年轻时候开始就应当有预防骨质疏松的意识，如果发现自己患了骨质疏松，也不必惊慌，一定要到医院进一步检查和治疗，最大程度地减少骨折的风险。

（何泱）

只有老年人会骨质疏松吗？

小美一直觉得有些腰背痛，去医院检查之后却发现有骨质疏松，她觉得很疑惑，骨质疏松应该是年龄大的人才会出现的问题，35 岁的自己怎么会有骨质疏松呢？

骨质疏松的确是一种与年龄增长密切相关的疾病，60 岁以上人群的骨质疏松患病率明显增加，但这并不意味着骨质疏松就是老年人的"专利"，除了年龄之外，还有以下多种因素都可能参与了骨质疏松的发生发展。

不良的饮食习惯

快节奏高压力的现代生活中，咖啡、浓茶、碳酸饮料、酒精等是年轻人生活工作和社交中的重要"调味料"，这些饮品皆是"小酌怡情，大酌伤身"，过量的咖啡因、浓茶中的草酸、碳酸饮料中的磷酸等成分会影响钙的吸收，加速钙流失；过量的酒精摄入可以干扰骨代谢，使骨形成减少、骨破坏增加，导致骨量丢失。

另外，现在越来越多的年轻人酷爱"重口味"，如果饮食中过量摄入钠盐，身体在排出钠离子的同时会伴随着钙的排出，进而引起骨质疏松。

缺乏运动

现在很多年轻人从事低体力活动的工作，缺乏运动，而大量的临床研究发现，体力活动水平低下与骨丢失及骨折风险增加密切相关。对于年轻人来说，运动可以直接刺激骨代谢和骨重建，增加骨量；对于老年人，运动可以促进雄激素、雌激素的分泌，有助于骨量和骨密度的维持；此外，运动还能增加肌肉力量及平衡能力，降低跌倒及骨折的风险。

日照不足

日照是维生素 D 合成的重要"催化剂"，然而上班族们每天披星戴月，爱美人士穿戴涂抹各种防晒装备，熬夜人士日夜颠倒，大量的年轻人缺乏日照，导致维生素 D 不足和钙吸收不足，久而久之很容易引发骨质疏松。

过度减重

体重是影响骨密度的重要因素之一，多项研究发现，体重指数越高骨密度越高，而低体重指数是骨质疏松的危险因素。所以，并不是越瘦越健康，体重指数较高者骨骼承受的机械负荷增大，从而可以改善骨的微细结构。很多爱美的年轻人过度节食，不仅食物中蛋白质和钙缺乏可以诱发骨质疏松，体重的病态下降同样也会导致骨密度的下降。

吸烟

研究表明吸烟者骨量丢失率是不吸烟者的 1.5~2 倍，烟草中的有害物质会使骨吸收增加、骨形成减少，吸烟还可降低性激素水平和影响胃肠道对钙的吸收，因此吸烟也是骨质疏松的危险因素。

其他疾病和药物

还有许多疾病（如原发性甲旁亢、甲亢、类风湿性关节炎、胃肠道疾病、肾病）以及药物（如糖皮质激素、免疫抑制剂）也可以引起骨质疏松。

小美听了医生的分析，反思了一下自己的生活方式，她酷爱咖啡和重口味食物，最近为了变美每天严格防晒并且节食减重，她还是一个工作狂，经常在电脑前一坐就是一天，原来这些不良的生活方式正在一点点吞噬着她的骨头。不过医生还说，毕竟小美那么年轻就出现了骨质疏松，除了调整生活方式之外，另外应该进行一些必要的检查来排查一下其他疾病引起的骨质疏松。

因此，年轻人应该注意避免不良的生活习惯，从年轻时保护好自己的骨量，如果在年轻时出现骨质疏松也要及时就诊，听取医生的意见进行相应的检查和治疗。

（何泱）

如何判断自己得了骨质疏松？

冯阿姨腰背痛了半年多了，尝试了贴膏药、按摩推拿、针灸火罐等多种方法效果都不理想，冯阿姨觉得自己年纪大了骨质疏松了，到医院就诊想开一些药物，但医生却建议冯阿姨先做检查后再开药，冯阿姨有些不情愿。

可以根据临床症状来判断或排除骨质疏松吗？

骨痛尤其是腰背部的疼痛是骨质疏松最常见的症状，对于冯阿姨来说，骨质疏松的可能性极大；然而，除了骨质疏松之外，还有诸多疾病也可能引起腰背痛，比如腰椎间盘突出、椎管狭窄、强直性脊柱炎、骨肿瘤、肾结石等等，因此不能单凭临床症状来判断是否有骨质疏松；反之，很多骨质疏松的患者是无痛性的，也不能因为没有骨痛就排除骨质疏松。

通过做什么检查来确诊骨质疏松呢？

骨质疏松主要通过测定骨密度来进行判断，目前用于测定骨密度的方法包含双能 X 线吸收法、定量计算机断层照相术和定量超声等，目前公认的骨质疏松症诊断标准是基于双能 X 线吸收法测量的骨密度结果。

应该如何解读骨密度报告呢？

对于绝经后女性和 50 岁以上的男性，优先看骨密度报告中的 T 值，

（1）T 值≥ –1.0 为正常；

（2）–2.5 ＜ T 值＜ –1.0 为骨量减少；

（3）T 值≤ –2.5 为骨质疏松；

（4）T 值≤ –2.5+ 脆性骨折为严重骨质疏松。

对于儿童、绝经前女性和 50 岁以下男性，优先看骨密度报告中的 Z 值，如果 Z 值＜ –2.0 为低骨量。

冯阿姨做了骨密度检查，腰椎 T 值 –4.1，髋关节 T 值 –3.9，提示骨质疏松，看到这么低的 T 值，冯阿姨感叹如果早些年来做骨密度检查或许可以很大程度上避免或者延缓骨质的流失。

哪些情况下须进行骨质疏松的检查？

具有以下情况之一者应该进行骨密度检查：

（1）65 岁以上女性和 70 岁以上男性；

（2）有轻微外力诱发骨折史的成年人；

（3）父母有骨质疏松或脆性骨折，父母有驼背；

（4）40 岁后身高减少 3 厘米以上；

（5）体重过轻，体重指数＜ 19 千克 / 米^2；

（6）曾服用类固醇激素超过三个月；

（7）患有类风湿性关节炎、甲亢、1 型糖尿病、克罗恩病、乳糜泻等胃肠疾病或营养不良；

（8）45 岁以前绝经的女性，或除了妊娠、哺乳外有停经超过 12 个月，或 50 岁前切除卵巢但未行雌 / 孕激素补充；

（9）大量饮酒史（每天饮用超过两单位的乙醇，相当于啤酒1斤、葡萄酒3两或烈性酒1两）；

（10）目前吸烟或既往吸烟；

（11）每天运动量少于30分钟；

（12）不能食用乳制品，且未补充钙剂；

（13）每天从事户外活动时间少于10分钟，且未补充维生素D。

由此可见，老年人或是具有骨质疏松危险因素者应当进行骨密度检测来尽早发现和诊断骨质疏松。

（何泱）

喝骨头汤可以补钙吗?

孙先生最近体检骨密度报告提示骨质疏松,老伴给孙先生买了钙片,孙先生却不愿意吃钙片,他买了不少骨头准备回家炖骨头汤补钙,一碗不够就再来一碗,还是不够就加点醋继续炖,食补可比药补好多了。

骨头中含钙量高吗?

高,哺乳动物体内 99% 的钙都存在于骨和牙齿中,因此骨是含钙量最高的脏器之一。

骨头汤含钙量高吗?

答案是否定的,因为骨骼中的钙以羟磷酸石灰石的形式存在,羟磷酸石灰石不能溶解于水,也就是说骨中的钙很难通过加热等方式进入到汤中,加醋等方式也不能增加骨钙的溶解,据研究,熬炖十余个小时的 100 毫升骨头汤中的含钙量仅有几毫克,而 100 毫升牛奶中的含钙量约为 110 毫克,常用的碳酸钙每片药物含钙量为 300~600 毫克,由此可见骨头汤中钙的含量微乎其微。不仅如此,在骨头长时间熬制过程中，骨中大量的脂肪小微粒及嘌呤会释放入汤中，因此长期大量喝骨头汤不但不能补钙，反而容易造成高脂血症和高尿酸血症。

哪些食物中含钙量高？

首先是乳制品，每 100 毫升牛奶中含钙量约为 110 毫克，每 100 克酸奶中含钙量约为 80 毫克；其次是深绿色蔬菜，比如荠菜、芥菜、苋菜、红薯叶、小油菜、芥蓝、小白菜等等，虽然蔬菜中过高的草酸可能会影响钙的吸收，不过草酸可以通过焯水去除，《中国居民膳食指南》推荐："每天一盒牛奶，一小杯酸奶，再加一斤深绿叶蔬菜，就能获得 1050 毫克的钙，达到一日所需。"此外，黑豆、海带、黑木耳、紫菜、黑芝麻等食物也富含钙质，可以作为饮食补钙的来源。

如果饮食摄入钙不足，仍然需要通过外源性钙剂来补钙

中国居民膳食营养素参考摄入量为：成人每日钙推荐摄入量为 800 毫克，50 岁及以上人群每日钙推荐摄入量为 1000~1200 毫克，但我国居民饮食习惯中整体钙摄入不足，营养调查显示我国居民每日膳食约摄入元素钙 400 毫克，故尚需额外补充元素钙约 500~600 毫克。

总之，骨头汤不能有效补钙，可以通过摄入乳制品、深绿叶蔬菜及其他含钙量高的食物来补充，如果食物摄入钙不足，也可以通过服用钙片等方式摄入。

（何泱）

骨质都"松"了，还能运动吗？

很多骨质疏松的患者都有这样的疑问：都说疾病靠"养"，骨质疏松了是不是应该让骨头多休息呢？而且运动过程中不小心摔倒会导致骨折，所以应该尽量不运动。

事实上，运动是骨质矿化和骨形成的条件，其能调节全身代谢，改善肌肉神经功能，增强骨强度和肌肉强度；运动能促进钙、维生素D等元素的充分吸收，延缓骨质疏松的发生和发展进程；此外，运动还可促进性激素分泌，增加血中睾酮和雌二醇的浓度，保持正常的性腺功能，对骨骼保持正常的代谢起着很重要的作用。对于老年人来说，运动能使老年人更易执行日常生活，且使跌倒致重伤的可能性减小，有助于维持更长时间的独立性和减少重大残疾的发生。因此骨质疏松患者不仅可以运动还应当经常运动。

骨质疏松患者应该如何运动呢？

运动类型

鼓励进行多元身体活动，包括：①有氧运动，在一段时间内有节律地进行躯干、四肢等大肌肉群的身体活动，如慢走、慢跑、跳舞、有氧健身操、太极、自行车（固定）、家居劳动（如扫拖、清洗等）；②肌肉强化型身体活动，如推举杠铃、背部下拉、坐姿划船、旋转躯干等，每周三次，每次2~3组，每组8~12次；③平衡运动，包括脚跟到脚尖走路、踏步走直线、顶书平衡走，从坐姿到站姿的练习，以及使用摆动板加强背部、腹部和腿部的肌肉，改善平衡功能，建议每周进行三天或以上。

运动强度

对于老年人，建议使用自我感知运动强度来衡量：从0到10级测量，关注体力活动对心率和呼吸的影响，以个体主观用力和疲劳感的程度来判断身体活动的强度，0级：休息状态，1~2级：感觉弱或很弱，3~4级：感觉温和，5~6级：中等，7~8级：疲惫感，9~10级：非常疲惫。一般而言，做中等强度运动可说话但不能唱歌，高强度运动不得不为说几句话而停下换气，在0~10的范围内中等强度的活动是5或6，活动需要中等程度的努力，呼吸频率和心率明显增加；高强度活动从7或8开始，呼吸频率和心率大大增加。

运动时间

老年人每周至少应进行150~300分钟中等强度的身体活动，或相当量（75~150分钟）的高强度活动；也可结合中等强度和高强度活动来完成相当的活动量，在一周内贯穿进行，每周至少三天的身体活动有助于降低受伤风险、防止过度疲劳。

骨质疏松患者，尤其是老年患者，在进行运动时，还需要避免过度弯腰和运动过度，以免增加脊柱压力，防止脊柱和腰部受损，同时需要充分结合自身身体状况和场地条件，决定运动方式和强度，循序渐进，最大程度避免在运动中受伤。

（何泱）

骨质疏松，补钙就够了吗?

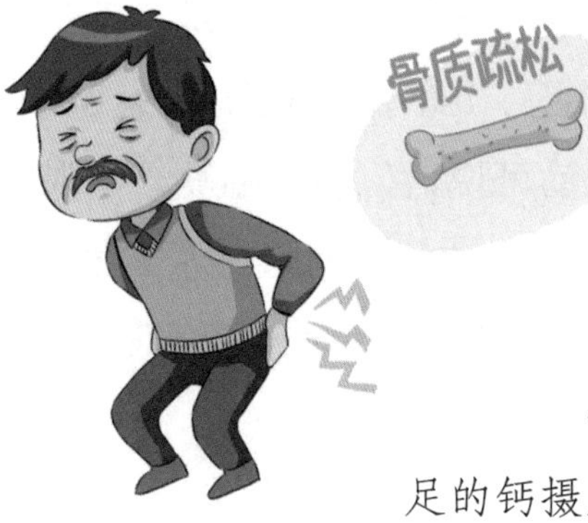

王奶奶从发现骨质疏松开始每天喝牛奶、吃钙片，坚持了两年多，复查骨密度之后却发现骨质疏松不仅没有好转，还有加重的趋势，这是怎么回事呢?

钙是人体骨骼的重要组成部分，充足的钙摄入确实对获得理想骨峰值、减缓骨丢失、改善骨矿化和维护骨骼健康有益，不过补钙不是骨质疏松治疗的全部，完整有效的骨质疏松的治疗需要包含以下几个部分。

图14

生活方式调整

首先，平衡膳食：建议摄入富含钙、低盐和适量蛋白质的均衡膳食，这是维护骨骼健康、防治骨质疏松的基础；第二，充足的日照：建议上午11：00到下午3：00间，尽可能多地暴露皮肤于阳光下晒15~30分钟，每周两次，以促进体内维生素D的合成，尽量不涂抹防晒霜，以免影响日照效果；第三，规律运动，具体内容参见上一篇；第四，戒烟限酒，每日饮咖啡不超过 1~2 杯，避免过量饮用碳酸饮料。

骨健康基本补充剂

包括钙剂和维生素 D，成人每日钙推荐摄入量为 800 毫克（元素钙），50 岁及以上人群每日钙推荐摄入量为 1000~1200 毫克，尽量通过食物补充，如食物钙摄入不足时，可给予钙剂补充。

充足的维生素 D 可增加肠钙吸收、促进骨骼矿化、保持肌力、改善平衡能力和降低跌倒风险。血清 25 羟维生素 D 浓度是判断维生素 D 营养水平的重要指标，血清 25（OH）D 低于 20 纳克 / 毫升为维生素 D 缺乏，20~30 纳克 / 毫升为维生素 D 不足。维生素 D 主要来源于皮肤内 7 脱氢胆固醇经阳光中的紫外线照射生成，富含维生素 D 的食物较少。成人推荐维生素 D 摄入量为 400 IU/ 天；65 岁及以上老年人推荐摄入量为 600 IU/ 天，可耐受最高摄入量为 2000 IU/ 天；维生素 D 用于骨质疏松症防治时，剂量可为 800~1200 IU/ 天，可以通过检测血清 25（OH）D 水平，以了解患者维生素 D 的营养状态，指导维生素 D 的补充。

抗骨质疏松症药物

对于所有原发性骨质疏松患者，或者是骨量减少但出现过骨折的患者，都应当在生活方式调整和骨健康基本补充剂的基础上，联合应用抗骨质疏松的药物，抗骨质疏松药物主要包括钙吸收促进剂、骨吸收抑制剂、促进骨形成的药物等，其中最为常用的是骨吸收抑制剂双膦酸盐类药物，具体用哪种药或哪些药需要结合患者的年龄、性别、临床症状、其他合并症、骨转换指标等，在医生的指导下使用。

　　王奶奶到医院就诊后，医生为王奶奶安排了 25（OH）D、骨代谢指标等检测，建议王奶奶在补钙的基础上补充维生素 D、增加日照和运动，并服用阿仑膦酸钠，经过一年治疗后，王奶奶的骨密度得到了改善。因此，骨质疏松的治疗不仅仅是晒太阳和补钙，还需要调整生活方式，并到医院专科评估和应用相应的抗骨质疏松药物。

（何泱）

所有骨质疏松患者都要补钙吗？

王先生今年 45 岁，虽然年纪不大，但已经发生了很多次骨折，而且都是轻微外力下的骨折，骨密度检查提示骨质疏松，因此王先生每天坚持补充钙片和牛奶；最近王先生觉得恶心、呕吐，吃不下东西，胸口还一阵阵地不舒服，到医院检查后发现血钙高达 4 毫摩尔 / 升（正常值 2.25~2.75 毫摩尔 / 升），医生下了病危通知，立即收进了急诊抢救室治疗，医生告诉王先生不仅不能补钙，还要低钙饮食，王先生很纳闷，骨质疏松补钙补错了吗？

钙对人体的作用

钙是骨骼的主要组成部分，对于骨骼的生长、发育及骨量的维持具有重要作用，不过钙的作用可不仅仅是维持骨的健康，钙还能够发挥维持神经肌肉的兴奋性、调节毛细血管通透性、促进体内多种酶活动、参与凝血系统激活、调控激素活性、维护心肌收缩力及心脏跳动节律等多种重要功能。

补钙是不是多多益善呢？

答案是否定的。当由于疾病或是摄入钙过多引起高钙血症时，会对身体造成一系列的损害，轻者可能没有症状，但严重的可以危及生命。①消化系统：血钙过高可引起恶心、呕吐，可刺激胃泌素分泌和胃酸分泌，诱发胃十二指肠溃疡，还可激活胰管内胰蛋白酶导致急性胰腺炎；②泌尿系统：由于大量钙需要从泌尿系统排出，高钙血症时会出现多尿、烦渴、多饮，钙沉积在肾脏还会形成肾结石、肾钙化，容易出现肾功能不全，甚至尿毒症；③神经肌肉系统：高钙血症会引起淡漠、消沉、烦躁、四肢乏力、肌肉疼痛等症状；④心血管系统：高钙血症可促进血管钙化，引起血压升高，还可诱发心动过速或过缓，严重时候甚至引起心脏骤停。

每天应该摄入多少钙？

补钙应当适量：《中国居民膳食指南》中18岁以上居民钙适宜摄入量为每日800~1000毫克，可耐受最高钙摄入量为每日2000毫克。王先生仔细回忆了自己的饮食和服用钙片剂量：每天250毫升牛奶约含钙250毫克，每天一片钙片约含钙600毫克，再加上其他食物，每日钙摄入总量1000毫克左右，王先生依然很困惑：自己每日钙的摄入量是合适的，为什么会出现如此严重的高钙血症呢？

血钙升高时即使有骨质疏松也不能补钙

成人体内的钙含量约1200克，其中99%的钙存在于骨和牙齿中，剩余1%存在于血液和软组织中，正常情况下，我们的机体存在一套完备的钙调控系统——"骨"和"钙调节激素"，其中骨是钙仓库，钙调节激素是感受器和司令官，当钙摄入不足或机体对钙的需要增加引起血钙降低时，钙调节激素分泌增多，将骨骼里的钙动员入血；而当血钙升高时，钙调节激素减少，血中的钙向骨骼沉积，使血钙浓度维持在 2.25~2.75 毫摩尔 / 升的狭小区间内。因此无论是缺钙还是钙摄入较多时，我们的血钙都能维持在正常范围内。但是，当钙调控系统出现疾病时，比如骨髓瘤、骨肿瘤、钙调节激素分泌异常等疾病时，就有可能引发严重的低钙或高钙血症。

医生在给王先生进行治疗的过程中发现，王先生在血钙升高时，本应当分泌减少的钙调节激素——甲状旁腺激素水平却异常升高。原来，王先生是钙调控系统出现了异常，过度升高的甲状旁腺激素使得大量骨钙入血，因而出现了骨质疏松和高钙血症，在这种情况下，补钙非但不能改善骨质疏松，反而加重高钙血症甚至危及生命；只有从根源上解决甲状旁腺激素升高的问题，才能够治疗骨质疏松。在住院期间，医生又给王先生进行了彩超、CT 等影像检查，结果发现王先生颈部甲状旁腺上长了一个肿块，正是这个肿块在源源不断地分泌甲状旁腺激素，切除肿块后，王先生血钙很快就正常了，骨密度也逐步好转。

因此，不是所有的骨质疏松都要补钙，在发现骨质疏松时，尤其是在中青年阶段即发现骨质疏松时，应该到医院进行血钙、血磷、甲状旁腺激素、维生素 D、尿钙等检测，高钙血症和高钙尿症时应避免使用钙剂，或遵医嘱决定是否需要补钙。此外补钙也需要适量，切勿过量补钙，在补钙过程中也应定期监测血钙水平。

（何泱）

钙剂，你选对了吗？

市场上的钙剂琳琅满目，有片剂、胶囊、液体、软糖钙，有碳酸钙、葡萄糖酸钙、柠檬酸钙等等，应该如何选择呢？在购买钙剂时可以参照以下原则再结合个人的具体情况来综合选择。

看钙成分

根据钙剂的生物学特性，常用的钙剂分为无机钙和有机钙两大类：

1. 无机钙

最为常用的无机钙为碳酸钙，碳酸钙的元素钙含量高，不溶于水，需要在胃酸的环境下解离为钙离子后才能吸收，因此碳酸钙需在餐后胃酸充足时服用；但碳酸钙吸收率不高，容易引起恶心、便秘等胃肠道不适，不适合伴有胃酸分泌不足、正在服用抑酸药物（如奥美拉唑、泮托拉唑等）、便秘等胃肠道疾病的患者。

2. 有机钙

（1）离子型有机钙：包括乳酸钙、葡萄糖酸钙、柠檬酸钙、醋酸钙等；其中乳酸钙和葡萄糖酸钙含钙量低、口服吸收率低，一般为注射制剂，且葡萄糖酸钙因为含有葡萄糖不适用于糖尿病患者；柠檬酸钙含钙量不高，不过其水溶性高、吸收好，胃肠道不良反应小，且柠檬酸钙在血中的溶解度比产生结石的草酸盐高，柠檬酸能够抢夺结石成分中的钙，可预防结石的形成，因此适用于胃酸缺乏和有肾结石风险的患者。

（2）分子型有机钙：包括 L 苏糖酸钙和氨基酸螯合钙，吸收利用率高，胃肠道刺激小，但价格较为昂贵。

看钙元素含量

在各种膳食指南、科普读物、教科书中所建议的钙摄入量都是按照元素钙计算的，不同种类的钙剂，元素钙含量不同（见表11）。

表 11　常用钙剂元素钙含量

名称	元素钙含量（%）
碳酸钙	40
氯化钙	36
醋酸钙	22
柠檬酸钙（枸橼酸钙）	21
乳酸钙	13
葡萄糖酸钙	9
氨基酸螯合钙	20

例如同样是1000毫克的钙片，1000毫克的碳酸钙片含元素钙400毫克，而1000毫克的柠檬酸钙片含元素钙210毫克。

因此，在选择和服用钙剂时，需要仔细甄别钙剂包装盒上标注的是整片钙的剂量还是元素钙剂量，如果标注的是钙片剂量，需要参照表11中元素钙含量百分比来计算每片钙片中的元素钙剂量，再根据个人对元素钙的需求量来选择钙剂及服用量。

看钙剂型

目前市场上有多种剂型的钙剂，包括咀嚼片剂、吞服片剂、软胶囊、液体钙、口服液、咀嚼软糖等，各种剂型没有绝对的孰优孰劣，主要根据年龄、个人喜好等选择，例如牙口不好的老年人更适合吞服片剂、软胶囊或液体钙；依从性欠佳的儿童可以选择口感较好的液体钙或口服液；吞咽功能不佳的患者尽量避免使用吞服片剂。

总之，在选择购买钙剂时，不要"迷信"品牌和产地，而应该关注钙剂的成分、钙含量和剂型，再结合个人的基础疾病、补钙需求和喜好等综合决定。

（何泱）

听说有每年打一针的抗骨质疏松"神药"？

陈阿姨确诊骨质疏松好几个月了，每隔一段时间就要跑医院配药，还总是漏服药，最近她在微信朋友圈里看到现在很多医院都有每年打一次的"骨质疏松神药"，陈阿姨决定到医院去了解一下这个"神药"。

一年一针的抗骨质疏松药是什么药？

这种药的名字叫唑来膦酸，属于双膦酸盐类抗骨质疏松药物，通过与骨骼中的破骨细胞结合，阻止破骨细胞对骨骼的分解破坏，进而治疗骨质疏松并降低骨折风险。很多骨质疏松病友们服用的阿仑膦酸钠也属于同类药物，相比于口服双膦酸盐，注射的唑来膦酸胃肠道反应小，作用时间长，且治疗骨质疏松的疗效确切，已经成为使用最为广泛的抗骨质疏松药物之一。

哪些骨质疏松患者适合注射唑来膦酸？

（1）绝经后骨质疏松，还可用于男性骨质疏松和糖皮质激素诱发的骨质疏松，尤其是出现骨质疏松性骨折的患者。

（2）口服抗骨质疏松药物无效，或不耐受，或不适合（如自身有胃肠道疾病）的患者。

（3）经其他方式治疗后效果欠佳的骨质疏松患者。

哪些患者不能注射唑来膦酸？

（1）严重肾功能不全的患者；

（2）哺乳期或孕期妇女；

（3）低钙血症患者；

（4）对唑来膦酸过敏者。

注射唑来膦酸可能出现哪些不良反应？

（1）流感样症状：包括发烧、头晕、头痛、全身骨骼肌肉酸痛等，多为短暂性，一般三天内消退，可使用非甾体类解热镇痛药改善症状。

（2）其他不常见的不良反应：低钙血症、肾功能不全、颌骨坏死、非典型股骨骨折等，发生概率较低。

唑来膦酸具体如何使用？

唑来膦酸有 4 毫克和 5 毫克两种剂量规格，4 毫克的唑来膦酸为每月静脉注射一次，用于恶性肿瘤骨转移的治疗；5 毫克的唑来膦酸用于骨质疏松症的治疗，每年静脉注射一次，注射前后需要补液水化，注射时应当缓慢滴注，滴注时间不少于 30 分钟。一般连续使用三年，而后根据患者骨折风险、骨密度及骨代谢标志物改善程度可以考虑药物假期；对于严重的骨质疏松以及骨折风险较高者，可能需要连续使用六年。

除了唑来膦酸之外，还有没有其他的"长效"抗骨质疏松药？

近年来还有一种新型的抗骨质疏松药——地舒单抗，地舒单抗也是一种抗骨吸收药物，通过高特异性地与 RANKL（核因子－κB受体活化因子配体）结合进而抑制破骨细胞的活性，起到抗骨吸收进而治疗骨质疏松的作用。

地舒单抗的用法为每六个月皮下注射一次，治疗 5~10 年后根据骨密度及骨折风险评估是否继续用药。地舒单抗的优势是抗骨质疏松疗效确切，不会出现流感样不良反应，且肾功能不全患者也能安全应用。

陈阿姨在了解了相关药物信息后，遵医嘱进行了唑来膦酸治疗，医生告诉陈阿姨，注射了唑来膦酸之后依然需要继续摄入充足的钙和维生素 D，并且定期来医院复查相关血指标和骨密度。经过治疗后，陈阿姨的骨密度有了明显的改善。

（何泱）

治疗骨质疏松需要长期用药吗？

很多骨质疏松的患者都有这样的疑问，骨质疏松的药物需要用多久呢？这些药物长期服用对身体会有什么不良影响吗？事实上，不同的抗骨质疏松药物的疗程有很大差别，以下介绍临床上最常用的骨质疏松药物的疗程。

钙和维生素 D

钙和维生素 D 是维护骨骼健康的基本营养补充剂，保证充足的钙摄入和维生素 D 摄入应当贯穿在整个骨质疏松的治疗过程中。

由于中国居民的膳食中很难保证足量的钙摄入，在排除高钙血症等禁忌的前提下，建议骨质疏松患者可持续补充钙剂，当然，如果饮食中能够摄入足量的钙，就不再需要服用钙片了。

对于维生素 D，由于日照不足且难以从饮食中获取足够的维生素 D，一般建议患者可长期补充，对于老年或肝肾功能不全的患者，补充活性维生素 D（即维生素 D 类似物，如骨化三醇或阿法骨化三醇）的效果更佳。

需要注意的是，在补钙和维生素 D 的过程中，需要定期监测血钙、血 25 羟维生素 D 以及尿钙水平。

双膦酸盐

目前常用的双膦酸盐类药物有两种：阿仑膦酸钠和唑来膦酸。双膦酸盐是唯一在停用后抗骨质疏松性骨折的作用可保持数年的药物，另外双膦酸盐长期使用可能会增加罕见不良反应（如下颌骨坏死或非典型股骨骨折）的风险，因此建议双膦酸盐治疗 3~5 年后须考虑药物假期，具体应当根据骨折风险来确定治疗时间。

（1）骨折风险低（如，骨密度稳定、既往无椎体骨折和髋部骨折）的患者：建议在阿仑膦酸钠治疗五年后停药，进行五年的药物假期；或在唑来膦酸治疗三年后停药，进行三年的药物假期；对于初始双膦酸盐类药物治疗期间获得改善且既往无骨折的女性，可在 3~5 年的"休药期"后重新开始双膦酸盐类药物治疗；对于在休药期有显著骨丢失或是骨代谢标志物显著升高的患者，建议在休药期未满 3~5 年时就再次重启双膦酸盐药物治疗。

（2）骨折风险高（治疗前或治疗期间有骨质疏松性骨折史，或在没有骨折的情况下 T 评分低于 –3.0）的患者，建议阿仑膦酸钠治疗持续十年，唑来膦酸治疗持续六年。

地舒单抗

与接受双膦酸盐治疗的患者不同，在给定的治疗期之后，接受地舒单抗治疗的患者不应有"用药假期"，一般情况下，应用地舒单抗治疗 5~10 年后应重新评估骨折风险，对于仍然处于骨折高风险的患者可换用其他抗骨松药物或继续地舒单抗治疗。

甲状旁腺激素类似物

是促进骨形成的代表性药物，目前最常用的是特立帕肽，间断小剂量使用该药物能刺激成骨细胞活性，促进骨形成，增加骨密度并降低骨折发生风险。该药物总体安全性良好，但由于在动物实验中大剂量、长时间使用特立帕肽增加大鼠骨肉瘤的发生风险，目前推荐疗程仅为18~24个月，此类药物停药后抗骨质疏松效果不能维持，停药后需要继续使用双膦酸盐或地舒单抗等骨吸收抑制剂，以维持骨形成促进剂所取得的疗效。

降钙素

降钙素是一种钙调节激素，能抑制破骨细胞的生物活性、减少破骨细胞数量，减少骨量丢失并增加骨量，降钙素类药物的抗骨质疏松疗效不及双膦酸盐或地舒单抗，不过降钙素的突出特点是能明显缓解骨痛。降钙素类药物的安全性良好，但由于在部分研究中发现口服和鼻喷降钙素的应用与癌症风险的轻微增加相关，因此目前建议降钙素的应用一般不超过三个月，主要短期应用于缓解骨痛。

总之，骨质疏松治疗中不同药物的疗程有所不同，需要指出的是，骨密度的改善是一个长期的过程，抗骨质疏松的药物治疗应至少坚持一年，在治疗的过程中，需要定期监测骨代谢标志物、血钙、尿钙、血维生素 D 水平，在最初 3~5 年治疗后，应该全面评估骨质疏松性骨折的风险，包括骨折史、新出现的慢性疾病或用药情况、身高变化、骨密度等，以帮助制定后续治疗方案。

（何泱）

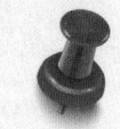

处方笺

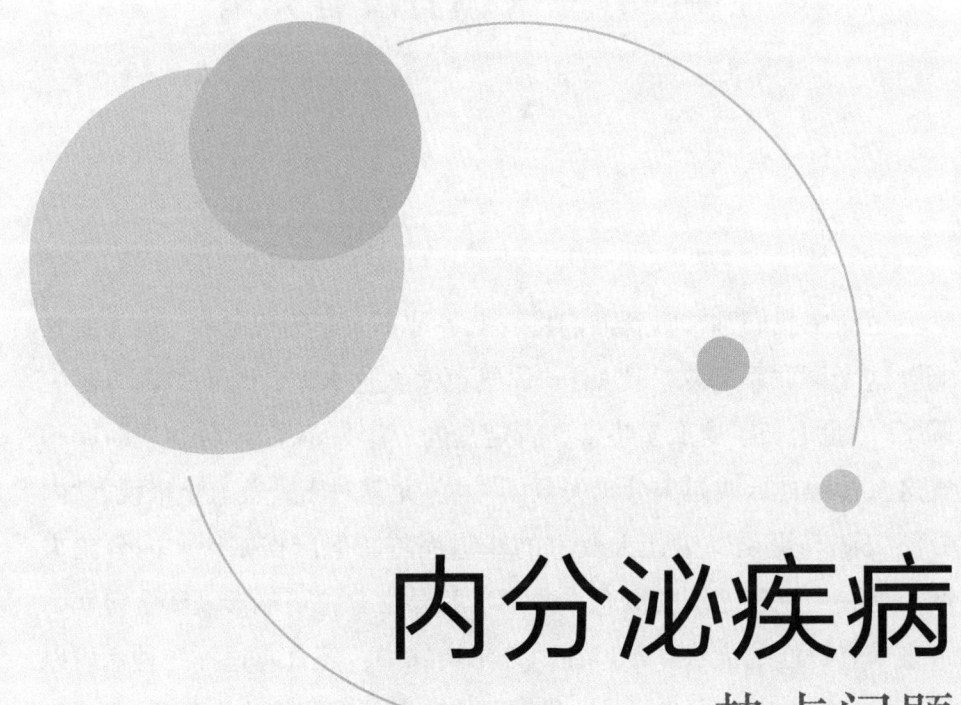

内分泌疾病
热点问题

医师：＿＿＿＿＿＿＿＿＿＿＿

临床名医的心血之作……

垂体疾病

变丑和内分泌失调有没有关系?

　　生活中我们常常听到人们将身上各种不太好的现象和"内分泌失调"这个词联系起来。比如:"你气色怎么这么差,是不是内分泌失调了""脸上长了这么多痘痘,肯定是内分泌失调了""你这段时间脾气这么暴躁,八成是内分泌失调了"……尤其对于爱美人士来说,"内分泌失调"更是一个让人变丑的罪魁祸首。但严格来说"内分泌失调"是一个比较笼统的概念,激素①的异常分泌可能涉及诸多疾病,带来千奇百怪的症状。不过在内分泌疾病中,还真有这样一种病可以使人的容貌发生巨大变化,让我们一起来看看牛阿姨的故事吧。

　　牛阿姨今年45岁,一直是个爱美爱打扮的时髦人。可是最近这两年,不知道是不是上了岁数,牛阿姨感觉自己变老得厉害,周围的姐妹也说她没有年轻时候漂亮了。这让牛阿姨有点郁闷,但也没太过关注。前几天单位组织体检,牛阿姨查出血糖偏高,体检医生建议她到内分泌科做进一步的检查,以明确诊断。于是牛阿姨焦急地来到了内分泌科张医生的门诊。"医生,我是不是得糖尿病了,听说要打胰岛素啊?"牛阿姨说道。张医生安抚牛阿姨先不要着急,

---

① 激素,旧称"荷尔蒙"。人和动物的内分泌器官或组织直接分泌到血液中的对身体有特殊效应的物质。

仔细询问了牛阿姨的病史并进行体格检查，张医生留意到牛阿姨的面容宽大，鼻大唇厚，眉弓高，且手掌粗大，随后询问牛阿姨："你自己有没有觉得容貌和以前有比较大的变化？"牛阿姨答道："是啊，年纪大了，岁月不饶人啊。"张医生说道："你这种容貌上的变化可能不是年龄增长导致的，根据我的经验，我怀疑你可能得了肢端肥大症，你的高血糖可能也是由这种病引起的。"随后牛阿姨做了相关检查，发现生长激素（GH）高于正常上限，磁共振显示鞍区占位，果然是肢端肥大症。

读者朋友一定和牛阿姨一样好奇，肢端肥大症究竟是一种怎样的疾病呢？肢端肥大症是由人体生长激素过度分泌导致的内分泌疾病。生长激素由位于人头颅底的垂体[1]分泌，可促进骨骼、内脏和全身生长，促进蛋白质合成，影响脂肪和矿物质代谢，在人体生长发育和代谢调节中起着关键性作用。但分泌过多则是疾病，儿童表现为巨人症[2]，成人表现为肢端肥大症。绝大多数的肢端肥大症由过量分泌生长激素的垂体腺瘤所致。长期GH分泌过多导致全身软组织、骨和软骨过度增长，引起面容改变、手足肥大、皮肤粗厚、内脏增大、骨关节病变以及呼吸睡眠暂停综合

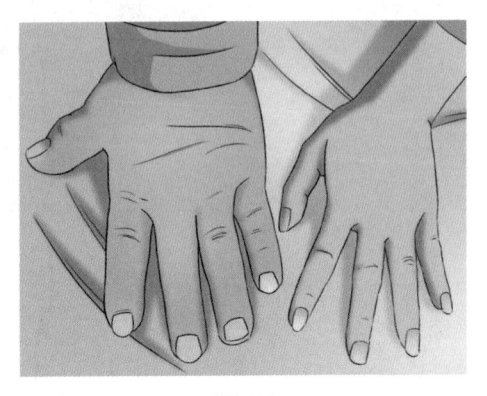

图 15

---

[1] 垂体位于丘脑下部的腹侧，是身体内最复杂的内分泌腺。它分泌多种激素，如生长激素、促甲状腺激素、促肾上腺皮质激素、促性腺素、催产素、催乳素、黑色细胞刺激素等，还能够贮藏并释放下丘脑分泌的抗利尿激素。

[2] 巨人症由腺垂体分泌生长激素过多所致，青少年因骨骺未闭形成巨人症，特点为发育期身高明显高于同龄人。

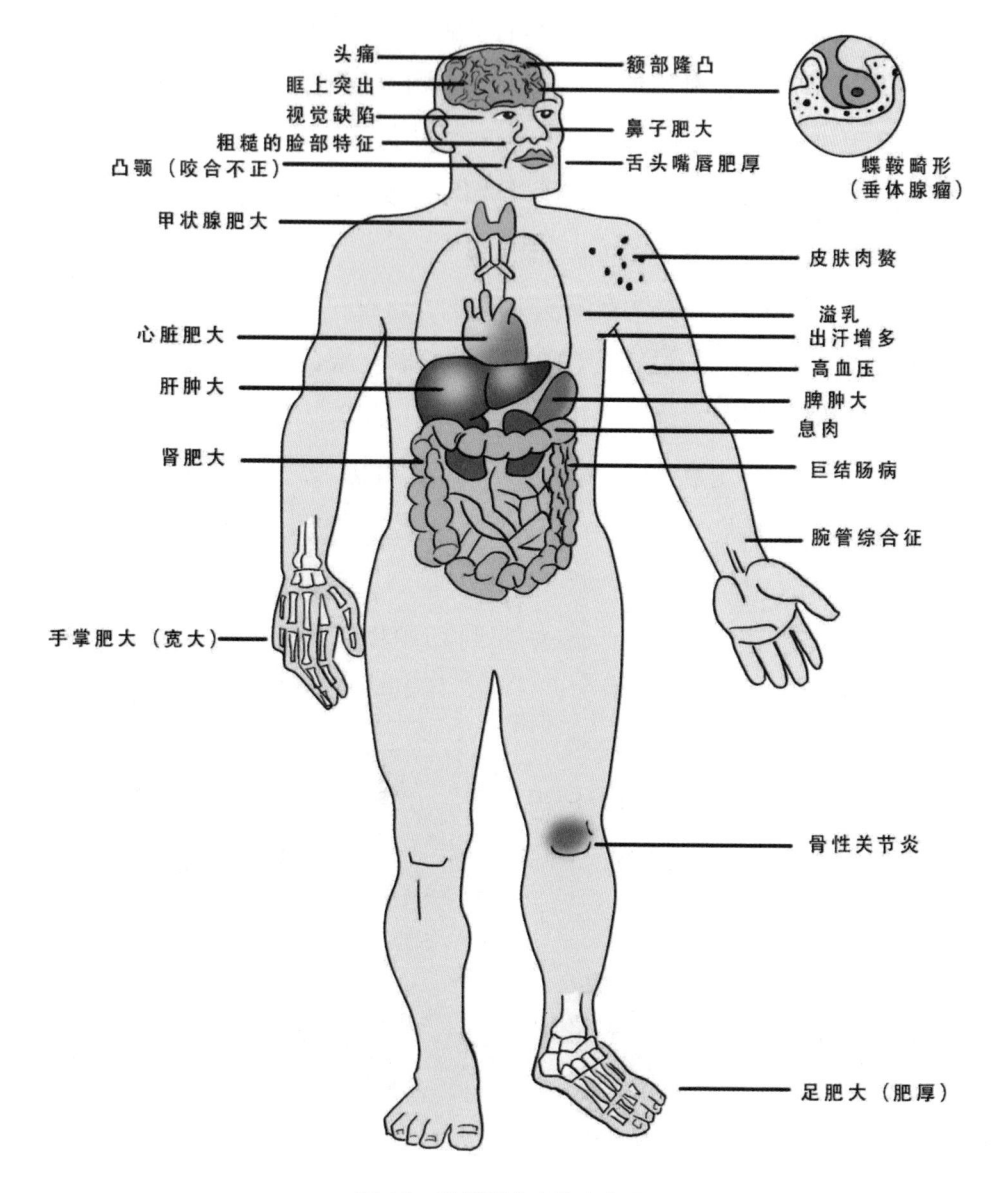

头痛 —— 额部隆凸
眶上突出 —— 鼻子肥大
视觉缺陷 —— 舌头嘴唇肥厚
粗糙的脸部特征
凸颌（咬合不正）
蝶鞍畸形（垂体腺瘤）
甲状腺肥大
皮肤肉赘
心脏肥大
溢乳
出汗增多
高血压
肝肿大
脾肿大
息肉
肾肥大
巨结肠病
腕管综合征
手掌肥大（宽大）
骨性关节炎
足肥大（肥厚）

图 16　肢端肥大症临床表现

征^① 等，还可能导致糖尿病、高血压、心脑血管疾病，甲状腺癌、

————————

① 睡眠呼吸暂停综合征是指各种原因导致睡眠状态下反复出现呼吸暂停和（或）低通气、高碳酸血症、睡眠中断，从而使机体发生一系列病理生理改变的临床综合征。

肠癌等恶性肿瘤发生风险增加。另外垂体腺瘤压迫周围组织导致头痛、视力下降、视野缺损、垂体功能减退（性功能减退、不孕、月经紊乱）等。对于一些疑似肢端肥大症表现的患者确诊并不难，进行内分泌实验室检查和影像学检查即可明确。当血清 GH 水平[①]和胰岛素样生长因子 1 高于正常值，垂体增强磁共振检查显示鞍区占位时可诊断肢端肥大症。

后来牛阿姨根据医生建议，入院进行了垂体瘤切除手术，后续辅以生长抑素注射治疗，不久恢复了健康。总结来说，肢端肥大症是相对罕见的内分泌疾病，人们对其也缺乏认知。所以当有手足肥大、面容改变等特征性表现时，应注意筛查是否存在肢端肥大症。早诊早治非常有利于疾病的恢复和预后。

（海峰 俞一飞）

---

① 由于血清 GH 水平呈波动性，因此最好进行口服葡萄糖耐量试验（OGTT），GH 最低值（GH 谷值）>1 纳克/毫升即为分泌过多。

术后"脱胎换骨"的变化——库欣病

男青年小石从2016年开始明显地觉得自己"发福"了。本来以为是人过三十"压力肥",可无论怎样节食和运动都没有用。随着肥胖一起来的,还有失控的血压。到2019年年初,普通的降压药已经完全不能控制他的血压,还并发多种不适:视力模糊、昏昏沉沉,每天饭量翻倍还感到饿、喝至少5升水才勉强过瘾。小石这才下了决心去当地医院就诊,结果发现小石的一系列症状都是由库欣综合征引起的。经过当地医生的推荐,小石慕名来到了上海,就诊于著名的垂体瘤临床诊疗中心——复旦大学附属华山医院的"金垂体"多学科融合诊疗中心。

为了确立库欣综合征的诊断并明确病因,需要进行包括血皮质醇昼夜节律、血ACTH测定、尿皮质醇测试、小剂量地塞米松抑制试验、大剂量地塞米松抑制试验、垂体核磁共振、双侧岩下窦静脉取血(BIPSS)等一系列的检查。经过全面评估和华山医院垂体病多学科诊疗团队的讨论,小石的"库欣综合征"病因得以明确:是由位于脑深部的垂体ACTH瘤(即库欣病)引起的,且病灶位于垂体的左侧,建议首选内镜手术治疗。

　　小如黄豆、重仅 3 克的垂体位于大脑深部最中央的鞍区，是掌管神经—内分泌系统的"司令部"。一旦这里长了分泌促皮质激素（ACTH）的肿瘤，就会不断地刺激肾上腺皮质增生分泌过多的皮质醇。与其他类型的垂体瘤（如泌乳素瘤、肢端肥大症等）相比，垂体 ACTH 瘤（库欣病）的肿瘤属于"最难缠"的一种：小、隐蔽且刁钻。肿瘤常常只有几毫米，有时在磁共振片子上根本找不到，术中要在垂体的里里外外反复探查；有时肿瘤贴着大动脉血管壁生长，一不小心就损伤血管，引发致命性的大出血。小石还算幸运，通过特殊系列的垂体核磁共振扫描，肿瘤"现出原形"，在垂体左侧，虽然不大，但是已经能看出来。

　　很快小石在我院神经外科接受了"内镜辅助下经鼻腔微创垂体瘤切除术"。术中，医生使用先进的内镜设备，从鼻中央进入，打开鞍底，在垂体左侧紧贴血管壁的地方，见到了灰白色小块肿瘤，精心切除。为怕"狡猾"的肿瘤藏匿，手术团队又反复探查了垂体各处，确定都没有肿瘤残留。术后测量显示，小石的肿瘤直径只有约 0.5 厘米。

　　库欣病的治疗效果立竿见影，肿瘤完全切除后，内分泌相关指标立马缓解，症状也迅速消失；反之则说明病灶没切干净。

　　术后的第一天，小石对查房的医生说："太难受了，人像要昏死过去一样！"医生听了却很高兴，因为对库欣病术后的患者来说，反应越是剧烈，说明手术切除越干净。术前患者长期处于皮质醇激增的状态；肿瘤切干净后，血皮质醇水平一下子掉到"谷底"，才会让身体极端难受，也就是所谓的"激素撤退综合征"，这是好转的标志，通过适当补充激素及用药可帮助患者渡过这个难关。术后短短几天，小石的身体就奇迹般地发生一系列变化：满月般的胖脸，一天天地变小变瘦，全身皮肤由原来的毛糙红褐色逐渐变得光滑白皙；术后第二天，血压自行恢复正常了，高血糖也消失了，胃口也没有像术前那么大了；术后短短七天，体重减轻了 6 千克。

目前库欣病的一线治疗方法是经蝶手术治疗，近年来华山医院金垂体融合病房的库欣病术后缓解率大于 90%。对于术后激素水平未缓解、术后复发或不适合手术治疗的库欣病患者，可视患者的实际情况选择其他治疗方案，包括再次手术治疗、放疗（包括立体定向放射外科治疗和分割放疗）、药物治疗，甚至肾上腺切除术等。

（向博妮　何文强）

口干、多饮、多尿，须警惕这一类疾病

门诊来了一名 16 岁的男孩，他告诉医生，最近莫名其妙需要大量饮水，而且特别喜欢喝冰水，还不停上厕所，白天每次课间都要跑厕所，晚上几乎每小时都要起床小便，如果让他减少喝水，就会喉咙干得直冒火，甚至烦躁不安、难以忍受。医生让他记录一天一夜的尿量，竟然有 12 升！而且他的尿比重（检查指标）非常低，只有 1.002，医生初步诊断为尿崩症！他为什么会突然尿崩呢？经过垂体核磁共振检查发现，导致他尿崩症的罪魁祸首竟是"垂体柄增粗"。

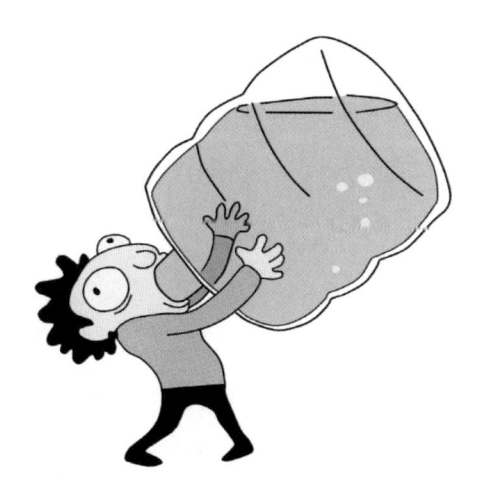

图 17　暴风饮水

什么是垂体柄增粗？

在我们的大脑深部有两个内分泌器官——下丘脑和垂体。如果把下丘脑比作司令部，那垂体就相当于指挥部，两者共同维护全身其他内分泌器官的正常运作。

在下丘脑和垂体之间，有且只有一座负责"物资"（激素）运输的桥梁，那就是垂体柄。

抗利尿激素就是一种由下丘脑合成、经垂体柄运输到垂体进而发挥作用的激素，如果缺少这种激素，便会有口干、尿量增多等症状，临床称为尿崩症。

正常的垂体柄保持着合适的宽度（<3.5毫米），一旦超过该宽度，则提示下丘脑——垂体"交通堵塞"的可能，医学上叫作"垂体柄增粗"，这是一种影像学（磁共振）的改变，提示垂体柄可能发生病变。

垂体柄增粗是疾病发生发展的一个阶段，某些疾病早期可能只表现为垂体柄增粗，后期病灶会增大增多；某些垂体柄增粗性疾病进展缓慢，另一些则进展迅速；当然，还有更少一部分患者垂体柄增粗可自行缩小恢复正常。

引起垂体柄增粗的病因多种多样，包括肿瘤（生殖细胞肿瘤、淋巴瘤、朗格汉氏组织细胞增生症、颅咽管瘤、转移瘤等）、炎症性疾病（各种垂体炎、结节病等）或先天性疾病，而每一大类疾病中又包含有很多种不同的疾病，病因非常复杂。

垂体柄增粗有什么表现？

无论是什么原因引起的垂体柄增粗，临床表现上都有很多共同点，垂体柄增粗最常影响的就是抗利尿激素，所以很多垂体柄增粗的患者都表现为不同程度的尿崩症，而尿崩症对人体最大的危害就是可能会导致身体水分丢失、电解质紊乱。绝大多数患者都是因为严重口干、多饮、多尿被诊断为尿崩症，同时发现垂体柄增粗。

如果垂体柄病灶进一步增大影响到垂体其他部分的功能，则可能出现垂体前叶功能减退的表现，青少年可表现为生长缓慢、第二性征不发育或性早熟，成人可表现为月经紊乱、性功能下降、体重增加，严重者可表现为胃口不佳、怕冷、乏力，甚至昏迷。

不同患者，或同一个患者不同时间，病情严重程度不一，有的人仅有尿崩症，有的人有更多垂体前叶功能减退症状。

怎么判断垂体柄增粗？

如果你有上述症状，或者被诊断为中枢性尿崩症，建议你到综合性医院内分泌科就诊，医生会给你进行全面的评估，包括抽血化验各项激素水平、行垂体增强核磁共振等多种检查。

垂体柄增粗如何治疗？

垂体柄增粗的治疗包括两方面，一是激素缺乏的替代治疗，不管哪种垂体柄病变导致的垂体功能减退都需要接受有效的激素补充治疗。基本原则是"缺啥补啥，缺多少补多少"。如尿崩症的治疗一般首选去氨加压素，该药可以有效控制尿量，减轻口干多饮症状。医生会指导你根据尿量调整药物剂量，治疗目标通常是将一整天的尿量控制在2000毫升左右。如果有肾上腺、甲状腺或性腺功能减退，医生也会给你相应的药物治疗。二是针对病因的治疗。病因治疗的前提是尽量明确垂体柄病变的性质，也就是病因，只有明确病因，才能进行针对性的治疗。

最直接也是相对最准确的诊断方法是由神经外科医生行垂体柄活检手术，取病变标本行病理检查，确定病灶性质。然而，一方面，垂体柄活检是有创治疗，有一定风险；另一方面，如果病灶很小，活检取到病灶组织很少，病理结果往往无法明确病灶性质。

　　垂体柄增粗的病因诊断具有一定的难度，需要多学科专家通力合作，如果你有相应问题，建议尽快至综合医院内分泌科进行规范评估。

（吴蔚）

垂体瘤会影响患者的生育吗？

一般情况下，夫妻结婚多年却没有孩子都会想当然地认为是自己的生殖系统有问题，可能马上想到去医院看妇产科、男科、中医科，殊不知可能罹患了一种良性脑肿瘤——垂体瘤。

家住南京的白领王小姐，30 岁，结婚四年，夫妻生活一直很和睦，但是在没有避孕措施的情况下却始终难以怀孕成功。起初夫妻俩并没有引起重视，可是随着年龄增长，两口子逐渐开始焦虑，眼看马上就要错过生育的黄金年龄，可是肚子却迟迟没有"好消息"。在双方父母的催促下，夫妻二人前往华山医院检查，检查结果却让王女士吓出了一身冷汗：她的血泌乳素水平高达正常水平的 10 倍！仔细询问后发现，王女士自婚后就一直月经不规律，"大姨妈"经常连续几个月都不来，而王女士一直以为是工作压力大，作息不规律所导致的，因此并没有予以重视。进一步做垂体磁共振检查后发现：原来在王女士的脑垂体上有一个直径为 5 毫米的微腺瘤。不孕不育怎么和垂体扯上关系了呢？

什么是垂体？主要功能有哪些？

一切都要从垂体这个不简单的器官开始讲起，"垂体是大脑的重要组成部分，虽仅有豌豆大小，但是却有四两拨千斤的本领，功能十分强大"。复旦大学附属华山医院"金垂体"诊疗中心张朝云主任介绍说："它是人体神经—内分泌系统的'司令部'，负责精密调控机体的各项内分泌活动，包括生长、代谢、发育等各个方面，其中对性腺也发挥了重要的调控作用：青春期的启动、第二性征的发育以及生殖生育功能都离不开垂体的保驾护航。"

垂体瘤主要是起源于垂体前叶的神经内分泌肿瘤，也是颅内最常见的良性肿瘤之一，约占颅内肿瘤的 10%~20%，随着磁共振技术的不断普及，近年来发病率呈逐年增加趋势。国外学者报道垂体瘤发病率约为 7.5~15/10 万人，而目前国内仍缺乏垂体瘤流行病学的调查资料。根据肿瘤细胞是否分泌激素可进一步将垂体瘤分为功能性垂体瘤（肿瘤细胞分泌泌乳素、生长激素、促肾上腺皮质激素、促甲状腺激素）及无功能性垂体瘤（肿瘤细胞不分泌上述激素）。

泌乳素型垂体瘤为什么会导致不孕不育？

王小姐和赵先生所罹患的是同一类垂体瘤——泌乳素垂体瘤。泌乳素垂体瘤约占功能性垂体瘤的 40%~60%，多见于中青年群体。泌乳素垂体瘤细胞分泌大量泌乳素导致高泌乳素血症，从而对患者的生殖功能产生一系列影响。高泌乳素血症抑制下丘脑—垂体对性腺轴的正常调控，造成促黄体激素（LH）与卵泡刺激素（FSH）水平降低从而出现中枢性性腺功能减退。对于女性患者，不仅影响卵巢甾体激素合成能力，导致雌、孕激素不足而出现月经稀发或闭经，还能导致卵泡发育成熟障碍，出现不孕。在男性可表现为性欲减退、性功能下降、乳腺增生、胡须减少、精子数目减少、精子活力下降从而引发不育。另外，部分无功能型垂体大腺瘤（肿瘤直径>1厘米）因肿瘤占位效应直接压迫正常垂体导致下丘脑—垂体—性腺轴功能减退或垂体柄阻断效应进而引起高泌乳素血症导致不孕不育的发生。

得了泌乳素垂体瘤，应该如何治疗？

谈到脑肿瘤的治疗，很多人的第一反应就是手术切除，"见瘤就切"也成为治疗泌乳素垂体瘤普遍存在的误区。其实，治疗泌乳素垂体瘤有三大"法宝"：手术治疗、药物治疗以及放射外科治疗（如伽玛刀）。目前国际上首选药物治疗，多巴胺受体激动剂（溴隐亭和卡麦角林）可有效降低血清泌乳素水平，缩小肿瘤体积，改善月经紊乱、泌乳等临床症状。由于目前大陆地区尚无卡麦角林，而溴隐亭安全有效，经济易买，因此成为垂体泌乳素的首选治疗药物。

药物治疗是一个长期过程，需要持之以恒，任何调整剂量，特别是药物减量和停药，都需要在专业医师的严格指导下进行并密切随访。对于药物治疗效果欠佳，巨大垂体瘤伴随明显视神经压迫，药物无法控制血清泌乳素和缩小肿瘤体积等也可以考虑手术治疗。

专家提醒：对于难以明确病因的不孕不育患者，在进行妇科检查和治疗的同时，还应及时到内分泌科和神经外科进行全面检查。如果确诊泌乳素垂体瘤，务必要及时接受治疗，避免贻误病情。

（陈政源　龚伟　陈善闻）

长不大的问题，低促（IHH）在作怪

　　小力（化名）是个 16 岁男孩，今年上高一，同班男同学都已经开始发育，他的身体却一点变化都没有，声音还和小学时期一样，也没有喉结、胡须、腋毛、阴毛，虽然身高和其他同学差不多，但他的外生殖器却一点都没有长大。焦急的父母带着他来就诊，问医生：小力是生病了吗？该怎么办？医生通过一系列化验、检查，诊断小力得了特发性低促性腺激素性性腺功能减退症（IHH）。

什么是 IHH？

　　青春发育受下丘脑和垂体调控，下丘脑分泌促性腺激素释放激素（GnRH）作用于垂体，刺激垂体合成促性腺激素——黄体生成素（LH）和卵泡刺激素（FSH），LH 和 FSH 作用于性腺，促进睾丸分泌睾酮（T）或卵巢分泌雌二醇（E2）和孕酮（P），从而开始第二性征发育。

　　当先天性下丘脑 GnRH 合成、分泌或作用缺陷时，垂体不能产生足够的促性腺激素，因此睾丸和卵巢也不能产生相应的性激素，就会出现第二性征不发育或发育不良，也会导致不育，这一类疾病称为 IHH。

IHH 是一类罕见的遗传病，病因在下丘脑或垂体，约 50% 的 IHH 患者合并嗅觉缺失或减退，部分 IHH 还可能合并其他发育异常，如唇裂、腭裂、单侧肾缺如等。

哪些人须排查 IHH？

男孩大于 14 岁尚未出现第二性征发育（睾丸容积 < 4 毫升），或女孩大于 13 岁尚未出现第二性征发育（乳房增大），建议到医院内分泌科进行规范评估。如评估结果提示垂体促性腺激素（LH 和 FSH）低于正常或在正常参考范围内，同时，女性的雌二醇（E2）和孕酮（P）或男性的睾酮（T）低于正常，须排查 IHH。

IHH 怎么治疗？

IHH 的治疗方法需根据患者的年龄、治疗目的及个人意愿来选择，目前主要的治疗方式有三种：

（1）垂体激素输液泵治疗：垂体激素输液泵可装载戈那瑞林（人工合成的 GnRH），并通过预设的脉冲分泌模式将 GnRH 输注到皮下，可模拟下丘脑的 GnRH 释放，促进垂体分泌促性腺激素，进而促进第二性征发育并恢复生育能力。

（2）促性腺激素治疗：常用药物为绒促性素（HCG），也可以联合尿促性素（HMG）同时治疗，通常需要每周肌内注射 2~3 次。促性腺激素治疗既能促进第二性征发育，也可以恢复生育能力。

（3）性激素替代治疗：男性口服或肌内注射十一酸睾酮，可以促进男性化，恢复性功能，但不能促进睾丸生长，也不能产生精子，主要适用于睾丸大小接近正常且没有生育要求的患者；女性口服雌二醇及孕酮，可以促进乳腺发育、子宫增大及月经来潮，但不能产生卵子，适用于没有生育要求的患者。

通过医生的解释和介绍，小力和他的父母商量后选择了垂体激素输液泵治疗，经过数月的治疗，小力终于出现了青春期该有的表现，声音变粗了，脸上长了青春痘，唇上出现了胡须，阴毛和腋毛也开始生长了。坚持治疗后他的睾丸体积和阴茎长度也明显追赶到成人正常水平，有了晨勃和遗精的表现。

（吴蔚）

甲状腺疾病

三分钟了解：甲状腺是什么？

甲状腺是人体重要的内分泌器官，位于"喉结"下方大概一横指处，紧贴气管两旁。它分成左右两叶，中间以峡部相连，呈 H 形，形似蝴蝶，状如盾甲，故以此得名。正常情况下，成年人的甲状腺非常柔软，重量约 20~30 克，从外观上看不见，也触摸不到，吞咽时可随喉部上下移动。虽然甲状腺个头较小，所需的血液供应却十分丰富，比一般组织的血流量高约 50 倍。作为内分泌的核心部件之一，甲状腺在人体生长发育和全身代谢中扮演着重要角色。

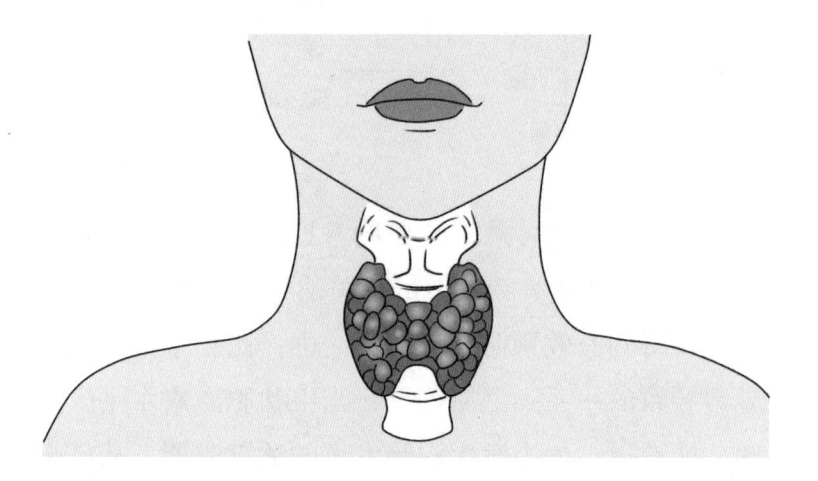

图 18　甲状腺示意图

甲状腺的主要功能是合成、储存和分泌甲状腺激素。甲状腺对碘有很强的聚集作用，全身大约90%的含碘量都集中在甲状腺滤泡组织。有了丰富的碘原料，甲状腺可以生产出两种激素：甲状腺素（T_4）和三碘甲状腺原氨酸（T_3）。在"上司部门"下丘脑、脑垂体的协同监督下，甲状腺激素作用于全身，发挥生理功能，并在血液中维持正常水平。

正常水平的甲状腺激素在人体健康中具有重要作用，是能量代谢的"发动机"，也是生长发育的"调节器"。甲状腺激素可以提高基础代谢率，增加产热；可以增强糖类、蛋白质、脂肪等物质代谢，影响水盐、维生素吸收利用；也可以促进机体生长发育，尤其是对婴儿期的长骨、脑和生殖器官的发育至关重要；此外，甲状腺激素还可以调节人体其他系统，如交感神经系统、心血管系统、消化系统等，从而提高中枢神经系统的兴奋性、加快心率和增强心肌收缩力、刺激肠道蠕动等。

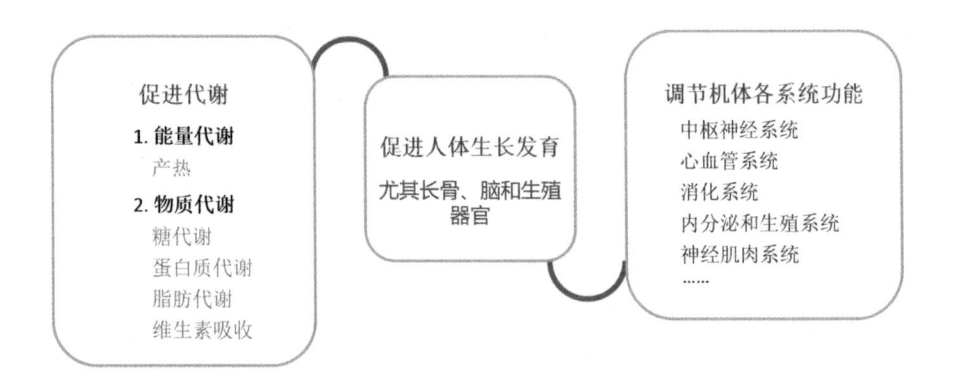

甲状腺疾病远比大多数人想象的常见。老一代人可能听过"大脖子病"，这是一种和碘摄入不足有关的甲状腺肿，但在国家提倡食用加碘盐后得到有效预防。现代生活中，比较常见的是甲状腺激素水平异常导致的一系列健康问题：当甲状腺激素水平少了，会出现甲状腺功能减退，如果发生在脑发育的关键时期（从妊娠到婴幼儿期），可导致幼儿智力衰退、生长发育迟缓，俗称呆小症；而成年

人的甲减往往表现为怕冷、乏力、表情淡漠、记忆力减退等。当甲状腺发生自身免疫紊乱、因病毒感染出现炎症而分泌过多甲状腺激素时，则会导致甲状腺功能亢进，出现怕热、心慌、多汗、食欲亢进、消瘦等症状。近年来，很多人体检做超声时还会发现甲状腺结节。由于结节表现多种多样，往往需要进一步检查才能明确其功能和性质，比如抽血化验甲功，做甲状腺放射性核素扫描，必要时行甲状腺结节细针穿刺。

关于甲状腺，可以细说的还有很多，比如甲状腺常规检查、各种常见甲状腺疾病的诊断、治疗、监测等等，这些我们在后续章节中也会逐一展开，帮助大家更深入地了解甲状腺背后的科学故事，更从容地应对各种甲状腺问题。当然，如果你遇到甲状腺疾病，最正确的做法还是及时到医院内分泌科就诊，以便做进一步检查，得到及时的诊断和合理的治疗。

（马帅　凌雁）

教你看懂化验单上的"甲功指标"

甲状腺疾病是内分泌科常见病，在诊疗过程中往往需要抽血检查。那么，甲状腺相关化验包含哪些指标？当我们拿到一张化验报告单时，又该如何解读呢？

甲状腺相关的化验指标主要包括甲状腺相关激素、甲状腺相关抗体、甲状腺球蛋白及降钙素。

甲状腺相关激素包括：促甲状腺激素（TSH）、总三碘甲状腺原氨酸（TT_3）、总甲状腺素（TT_4）、游离三碘甲状腺原氨酸（FT_3）、游离甲状腺素（FT_4），也就是大家口中常说的"甲功五项"。其中，T_3 和 T_4 代指甲状腺激素，是甲状腺分泌的两种主要产物，发挥重要生理功能。TSH 是由脑垂体分泌的，形象地说是 T_3 和 T_4 的上级领导，指挥他们分泌增多或减少，同时又接受下级员工的反馈，及时调整指令，确保血中的甲状腺激素维持在稳定水平。

TSH 是筛查甲状腺功能最灵敏的指标，常先于 T_3 和 T_4 发生改变。甲亢时 TSH 降低，甲减时则相反；同时 TSH 还会受到多种因素影响，如下丘脑—垂体疾病，糖皮质激素、溴隐亭、生长抑素类似物等药物。

甲状腺激素升高提示甲状腺毒症，见于 Graves 病、亚急性甲状腺炎早期、桥本氏甲状腺炎一过性甲亢期、甲状腺高功能腺瘤及药物因素等；降低则提示甲状腺功能减退、甲状腺病态综合征等，见于原发性甲减、药物性甲减、甲亢放射性碘治疗后、甲状腺切除术后、垂体性甲减等。

甲状腺自身抗体是反映甲状腺自身免疫状态的指标，可用于明确甲状腺疾病的原因。常见的有抗甲状腺过氧化物酶抗体（TPOAb）、抗甲状腺球蛋白抗体（TGAb）、促甲状腺激素受体抗体（TRAb）。TPOAb、TGAb 升高常见于桥本氏甲状腺炎、Graves 病等。TRAb 是一种致病性抗体，包括刺激性抗体（TSI）及阻断性抗体，其中 TSI 水平在 Graves 病中升高，是 Graves 病的致病性抗体。

甲状腺球蛋白（TG）绝大多数由甲状腺细胞合成并释放，正常情况下仅少量进入血液。低浓度的 TG 提示有甲状腺组织存在；甲状腺缺如则血液中无法检出 TG，因此常用来作为甲状腺全部切除术后甲状腺癌残留和复发的监测指标。多种甲状腺疾病，包括甲亢、甲状腺结节、甲状腺癌、甲状腺炎等疾病，可导致血 TG 水平增高。

降钙素（Ctn）主要由甲状腺滤泡旁细胞产生和分泌。由于甲状腺髓样癌起源于甲状腺滤泡旁细胞，血 Ctn 可有明显增高。因此，Ctn 通常被用作甲状腺髓样癌的诊断和监测指标。此外，慢性肾功能衰竭、甲状旁腺功能亢进、自身免疫性甲状腺炎和部分恶性肿瘤可有 Ctn 轻度升高。

甲状腺检测项目对于甲状腺疾病的诊断非常重要。拿到报告时不能只看数字的升高或降低，更要结合病史、用药史、症状及体征等进行全方位评估。当化验单上"甲功指标"出现异常时，务必及时到医院内分泌科就诊，以免贻误病情。

（马帅　凌雁）

得了甲状腺疾病是做甲状腺 B 超，还是 CT？

甲状腺疾病的诊治离不开甲状腺影像学检查，如超声、CT、甲状腺核素静态显像（ECT）及摄碘率测定，每一类检查的侧重点都不一样，也有各自的优缺点和适用场景。那么，得了甲状腺疾病应该做哪种影像学检查呢？

甲状腺 B 超是甲状腺影像学检查中最主要的手段。B 超可以清晰显示甲状腺的解剖形态和大小，也能进一步观察其内部组织的回声情况、血流分布及有无结节等。医生可以此判断甲状腺是否肿大或缩小、是弥漫性肿大还是结节性肿大，了解甲状腺结节的位置、数量、体积、形态以及血流情况等，这对临床寻找甲状腺疾病的原因以及判断甲状腺结节的良、恶性倾向有很大的帮助。

但是超声也受到技术限制，在气道及骨性结构的遮挡下，对深部结构的探查能力不足，此时，甲状腺 CT 在一定程度上可以弥补 B 超的不足。CT 可以清楚显示甲状腺的大小及形状，尤其是甲状腺与周围结构（包括气管、食管、血管、神经等）的位置关系。因此，在外科手术前可以进行甲状腺 CT 检查，帮助提供更全面的信息，有利于手术方案的制定和实施。

除了大家比较熟悉的 B 超、CT 外，临床诊疗中还常常用到甲状腺核素检查，包括甲状腺 ECT 显像和摄碘率测定。ECT 可评价甲状腺的功能状态及位置、大小和形态，计算其重量，为放射性碘治疗的剂量提供依据。ECT 还有助于鉴别甲状腺结节是高功能（热结节）、功能正常（温结节）还是低功能（冷或凉结节），也能发现异位甲状腺。甲亢患者的甲状腺 ECT 显影增大浓聚、摄碘率增高；甲状腺炎症患者 ECT 显影很淡且摄碘率明显降低。

总体说来，甲状腺 B 超检查由于操作简单、价格低廉、无辐射、对软组织有高分辨力等优点，成为甲状腺疾病的首选影像学诊断方法；CT 检查则因为有辐射、费用相对较高、对微小病灶和弥漫性病变评价受限等，不推荐作为常规筛查方法，但在术前评估中具有不可替代的价值；核医学检查也是常用检查方法，在甲状腺疾病的病因判断、辅助治疗、随访监测中发挥着重要作用。可见，甲状腺不同影像学检查方式各有优势，不能相互替代，具体选择何种检查方法，还要根据每个患者的病情进行合理选择。

（马帅　凌雁）

甲状腺抗体高得离谱，该怎么办?

前不久单位组织体检，张女士的化验单上有两项甲状腺抗体指标高了好几百，到医院进一步检查后，医生说是桥本氏甲状腺炎，让她先随访观察。张女士有些不理解，自己平时也没啥不舒服，怎么会得桥本氏甲状腺炎? 这个病有什么危害? 怎么能把这两个指标降下来呢?

桥本氏甲状腺炎，因日本人 Hashimoto（桥本）首次报道而得名，是甲状腺的一种慢性自身免疫性炎症性疾病——通俗地说就是我们的免疫系统，误把甲状腺当作敌人，对其进行免疫攻击，导致特异性甲状腺抗体的产生。因患病甲状腺组织在显微镜下有大量淋巴细胞浸润，也称为慢性淋巴细胞性甲状腺炎。确切病因尚不明确，可能与遗传、免疫、环境、感染、精神应激、碘摄入过量等多种因素相关。

桥本氏甲状腺炎患者一般没有明显的症状，偶有颈部不适感。典型患者的甲状腺可呈弥漫性肿大，达到正常人的 2~4 倍，质地坚韧如橡皮，按压一般不痛，表面光滑，也可有结节。多数桥本氏甲状腺炎的患者甲功正常。少数患者会出现"桥本甲亢"，表现为怕热、多汗、易饿、心悸、易于激动、失眠等症状，这可能是由于免疫炎症反应破坏了甲状腺滤泡，导致甲状腺激素释放过多，也可能是甲状腺组织分泌过多甲状腺激素造成的。部分患者甲状腺免疫炎症反应持续进展，甲状腺组织逐渐被破坏，合成甲状腺激素的功能下降，最终会出现甲减，可表现出怕冷、情绪淡漠、记忆力减退、嗜睡、下肢水肿等症状。

桥本氏甲状腺炎的诊断并不复杂。患者的血清甲状腺过氧化物酶抗体（TPOAb）、甲状腺球蛋白抗体（TGAb）呈阳性，且抗体滴度呈显著升高；超声报告可见甲状腺肿大伴有弥漫性回声改变。对一些不典型病例，穿刺活检有助于明确诊断。

很多患有桥本氏甲状腺炎的人，最想知道的是怎样降低 TPOAb 与 TGAb 抗体。但令人遗憾的是，还没有药物能有效降低抗体滴度或使抗体转阴。因此，目前临床多以监测随访、纠正甲功异常、对症处理为主：（1）甲亢症状明显时，可短期使用药物缓解症状；（2）甲减者，须服用优甲乐、雷替斯等甲状腺素制剂；（3）对于妊娠合并桥本氏甲状腺炎患者，为减少妊娠期的不良事件，促进胎儿神经系统的发育，即使还未发生临床甲减，也须根据促甲状腺激素（TSH）水平适当补充甲状腺素；（4）如果肿大的甲状腺压迫到邻近器官，可能要手术治疗；（5）适当补硒可保护甲状腺细胞，所以针对抗体滴度过高的患者，硒制剂对部分人可能有效；（6）在生活中，桥本氏患者还应保持心情愉悦，作息规律，避免过度劳累，避免高碘食物，如海带、紫菜等，少吃刺激性食物，如辣椒、咖啡和浓茶。

桥本氏甲状腺炎虽然有发展为甲减的风险，但演变过程非常缓慢，因此本病重点在于早期发现、及时诊断和规律随访。如果出现甲减，应尽早开始甲状腺素治疗，避免长期甲减而引起的各种并发症。

（马帅　凌雁）

不用"消炎药"的亚急性甲状腺炎

最近小王喉咙一直痛，她以为是普通感冒，于是吃了点"头孢"，但一周过去了仍不见好转，到医院检查后才发现，是得了"亚急性甲状腺炎"。像小王这样的病例并不少见，发热、咽痛、脖子痛……除了感冒，也要警惕亚急性甲状腺炎。

亚急性甲状腺炎又称 De Quervain 甲状腺炎、巨细胞性甲状腺炎、肉芽肿性甲状腺炎，是一种和病毒感染及感染后变态反应相关的甲状腺暂时性炎症。发病可能和柯萨奇病毒、腮腺炎病毒、腺病毒、流感病毒等病毒感染有关，患者的血清中常能检出这些病毒的抗体。

本病多见于中青年，女性较男性好发，发病前 1~3 周常有上呼吸道感染史。典型患者会经历三个阶段：早期（甲亢期），可有发热、肌痛、乏力等上呼吸道感染的症状，甲状腺部位的疼痛可放射至下颌、耳后、颈后等部位。当病变广泛损伤甲状腺时，甲状腺激素被大量释放入血，可引起多汗、心慌、手抖等甲亢表现，但摄碘率检查表现出甲状腺摄碘功能低下，呈现"分离现象"，即甲状腺激素水平增高，而甲状腺摄碘水平下降。中期（甲减期），甲状腺激耗竭导致血中甲状腺激素浓度降低，可出现畏寒、易倦、心动过缓等甲减症状。后期（恢复期），随着甲状腺炎症好转，颈部肿痛等症状逐渐消失，大部分人的甲功可恢复正常。

如果你出现感冒、发热，同时有颈部肿大伴疼痛、触痛，就要怀疑是不是得了亚急性甲状腺炎，需要到医院内分泌科进一步检查。除了上面提到的甲状腺激素水平和甲状腺摄碘率呈现"分离现象"，亚甲炎时反映炎症的血沉（ESR）指标也会明显增高。此外，亚甲炎患者的血清抗甲状腺球蛋白抗体（TGAb）、抗甲状腺过氧化物酶抗体（TPOAb）、促甲状腺素受体抗体（TRAb）为阴性或低滴度，B超提示甲状腺呈不规则低回声的炎症性改变——这些都有助于与其他甲状腺疾病进行鉴别。

亚急性甲状腺炎预后良好，所以患上亚甲炎，不用焦虑，更不要盲目服用"消炎药"。一般来说，症状较轻的患者，不需要进行任何处理，只要好好休养即可。但如果感到明显不适，可以进行对症治疗：疼痛较轻的患者仅须应用非甾体抗炎药，疼痛剧烈或发热的患者则可用糖皮质激素；如果有甲亢表现，可以进行对症治疗；对于有甲减表现的患者，可以加用甲状腺素制剂。生活中，也要注意调整心态、避免劳累、合理膳食及营养均衡。

（马帅　凌雁）

吃药治甲亢，你要注意啥？

以往温柔体贴的小丽最近发现自己脖子变粗了、眼睛突出，心脏扑通扑通像要蹦出来似的，烦躁、爱生气，而且失眠、怕热、出汗多、手脚不自主颤抖，大便次数增多、容易饿、一直想吃东西，但体重下降、没力气，去医院做了检查，医生说是"甲亢"，小丽吓坏了，追着医生问：什么是甲亢？为什么会得甲亢？生活上有什么要注意的吗？吃药能行吗？

别着急，下面我们就来认识一下"甲亢"。甲亢是甲状腺功能亢进症的简称，它是因为位于脖子前面的这个器官——甲状腺，像吃了兴奋剂一样，持续合成和分泌超过身体本身需要的甲状腺激素，作用于全身各个器官。所以，小丽会有这么多的不舒服。

那么，为什么会得甲亢呢？最常见的原因是免疫系统出问题了，产生了会引起甲亢的自身抗体——促甲状腺激素受体抗体（TRAb），称为弥漫性甲状腺肿伴甲状腺功能亢进症（Graves病，简称GD）。女性、有家族史的人群发病率更高，吸烟、高碘饮食、工作压力大、作息不规律、感染及妊娠等也可促进发病。

生活上有什么需要注意的呢？简单来说，甲亢患者需要注意以下事项：（1）低碘饮食，尽量减少酒精、咖啡、浓茶等刺激性饮品的摄入，多摄入高热量、高蛋白、富含维生素 B 的食物，多饮水；（2）要保持作息规律，不熬夜，保证睡眠充足；（3）学会自我减压，不急不躁；（4）避免吸烟和接触二手烟环境。

接下来，我们来聊聊，得了"甲亢"，吃药能行吗？答案是肯定的。甲亢的治疗目前主要包括药物治疗、放射性碘治疗和手术治疗。三种治疗方法各有优缺点，需要根据每个病友的不同情况和对治疗的接受程度进行选择。药物治疗最为常用，另外两种治疗方案都是破坏性地治疗，发生永久性甲状腺功能减退（甲减）的可能性大。

药物治疗主要是抗甲状腺药物治疗，其他辅助性药物包括 β 受体阻滞剂、碳酸锂和糖皮质激素等。目前临床常用的抗甲状腺药物是甲巯咪唑（MMI）和丙硫氧嘧啶（PTU）。除了药物治疗前血常规和肝功能明显异常或既往有严重药物不良反应史，其他大部分情况都可以选择药物治疗。

甲亢本身可能引起肝功能异常和白细胞减少，而抗甲状腺药物也有引起肝功能异常和白细胞减少的可能，所以在甲亢开始用药之前，要先检查一下肝功能和血常规，没有明显异常，才能开始用药。在用药的过程中，特别是在治疗的早期，需要"听医生的话"定期复查肝功能、血常规，及时发现异常情况，尽早处理。药物治疗期间要避免随意自行服用成分不明的中草药及其他药物等，以免发生肝功能异常等不良反应时分不清是哪种药物引起的。

抗甲状腺药物还可能引起皮疹、ANCA 相关血管炎等不良反应，在服药过程中应规律随访复查，若有不舒服，及时就诊。如果出现严重药物不良反应，需要及时停用抗甲状腺药物。

抗甲状腺药物治疗一般需要一年半至两年，个别患者可能需要更长的时间。在治疗过程中，需要定期复查甲状腺功能和 TRAb 来评估治疗效果，逐渐调整药物剂量至最小维持剂量。何时能停药须经医生评估后决定。如果在治疗过程中，患者随意自行减药或停药，容易导致病情反复、治愈率降低、复发率增高。医生说可以停药后，并不是万事大吉了，还需要定期复查甲状腺相关指标，小心甲亢复发。

（汤卡卡　凌雁）

放射性碘治疗甲亢，副作用很多吗？

碘是甲状腺合成甲状腺激素的原料，因此甲状腺具有富集碘的能力。功能亢进的甲状腺摄取碘的能力大幅增加。通过口服放射性碘溶液，促使甲状腺摄取带有 β 射线的放射性碘（^{131}I），能够破坏甲状腺组织，达到治疗甲亢的目的。

在我国，^{131}I 治疗也是甲亢的主要治疗方式之一，对药物治疗效果不满意或者多次复发、药物出现严重不良反应、不能耐受手术治疗、需尽早恢复正常甲状腺功能的患者尤其适用。不过，对于妊娠和哺乳妇女、确诊或可疑有甲状腺癌的患者，不能使用 ^{131}I 治疗甲亢。

相比于抗甲状腺药物（ATDs）治疗，^{131}I 能在更短时间内（通常为 2~3 个月）将甲状腺激素控制到正常，更适用于老年患者（特别是伴有心血管疾病）、甲亢合并造血系统严重异常、房颤、严重肝损等需要尽早纠正甲状腺功能的情况。另一方面，^{131}I 治疗避免了药物治疗的潜在不良反应，包括白细胞减少、肝功能受损、过敏反应等。

然而，^{131}I 治疗也存在不足。我们都希望 ^{131}I 治疗既能纠正甲亢又不会甲减，可惜并不存在这样的"标准治疗剂量"，最终患者的甲功可能恢复正常，更多的是发生甲减。一旦发生甲减，则需终生应用甲状腺激素治疗。该药物在医生的指导下合理使用不会有副作用。药物剂量稳定后每半年到一年随访复查甲状腺功能即可。

为了保证治疗效果，进行 ^{131}I 治疗前，建议避免接触影响疗效的药物和食物。患者须停甲巯咪唑 3~5 天，停丙硫氧嘧啶 1~2 周；两周内建议低碘饮食，避免紫菜海带等食物、含碘中草药和皮肤消毒用碘；一个月内避免静脉应用碘造影剂；三个月内避免使用胺碘酮。如无哮喘、心动过缓等禁忌，推荐治疗开始前应用 β 受体阻滞剂控制心率。老年、合并有严重并发症或 FT$_4$ 大于 3 倍正常上限值的患者，可考虑在治疗前应用 ATDs 预治疗（首选甲巯咪唑，并在治疗前三天停用）。与此同时，^{131}I 治疗前应控制好基础疾病，避免治疗过程中出现病情反复。

^{131}I 治疗后，须注意休息，低碘饮食，并避免吸烟。建议治疗后短期内不要触摸甲状腺。患者在治疗后可能出现乏力、心悸、食欲减退、皮肤瘙痒、甲状腺肿胀、颈部疼痛等症状，轻症者观察即可，症状严重者建议就诊。治疗后两天内建议多饮水、多排尿。在治疗后一月内，出于辐射安全考虑，建议减少与家人的密切接触，特别需要注意避免与孕妇及儿童的近距离接触。治疗后六个月内育龄患者应采取避孕措施。

^{131}I 治疗后，约 2~4 周症状可逐渐缓解，多数患者 4~8 周后甲状腺功能会趋于正常。少数患者单次治疗后未能完全缓解或治疗无效，初次治疗 3~6 个月后可再次行 ^{131}I 治疗。

（谌麒羽　凌雁）

"甲减"了，真的要一辈子吃药吗？

小美近半年总是没力气，想问题慢半拍、情绪低落，还胖了十几斤，直到单位体检才知道自己得了甲减，血脂还很高。

"甲减？"隔壁桌的小王听到小美嘀咕，"我老婆也甲减，说要终生吃药的。"

甲减到底是什么？真的要一辈子吃药吗？

我们每个人体内都会分泌各种激素，维持正常的身体机能。甲减，全称甲状腺功能减退，是由于甲状腺激素合成和分泌减少或组织作用减弱导致的疾病。甲减的危害是全身性的，除了代谢减缓导致怕冷、乏力、体重增加、血脂升高，还能影响循环系统导致心率减慢、水肿，甚至心包积液、心力衰竭；影响消化系统导致食欲减退、腹胀、便秘；影响神经系统导致记忆力减退、反应迟钝，甚至抑郁状态；影响肌肉骨骼系统导致肌痛、肌酶升高；影响血液系统导致贫血；影响生殖系统导致女性月经紊乱、经量增多、不孕、妊娠期胎儿神经发育异常、男性性功能减退等。严重时还可能出现低血压休克、黏液水肿昏迷，进而危及生命。

至于甲减是否需终生吃药，要根据不同病因来定。甲减病因复杂，以甲状腺本身病变最常见，主要包括自身免疫性甲状腺炎、甲状腺手术、甲亢同位素治疗等。有些病因为一过性，例如亚急性甲状腺炎、无痛性甲状腺炎、碘缺乏或碘过量，以及药物因素等，这些情况引起的甲减在疾病好转或去除诱因后往往可以逆转。然而，如果是免疫功能紊乱导致甲状腺组织遭到破坏、手术切除了甲状腺组织或同位素治疗对甲状腺造成永久性损伤等情况，人体凭借自身无法合成足量的甲状腺激素，就需要长期服用甲状腺激素来补充或代替甲状腺功能。

那么甲减具体吃什么药、怎么吃、吃多少呢？

左甲状腺素钠片（L-T_4）是甲减的主要替代用药，其不良反应小、胃肠道吸收好、治疗成本低，应用广泛。

L-T_4 早餐前一小时服用吸收最好，睡前或早餐前半小时也可选择。咖啡、牛奶或大豆产品都能对其吸收产生影响。部分药物如质子泵抑制剂、奥利司他、氢氧化铝、碳酸钙、硫酸亚铁等会减少L-T_4 吸收；苯巴比妥、卡马西平、利福平、异烟肼、舍曲林、氯喹等可加速其清除；糖皮质激素、胺碘酮等能造成其作用减弱。如果要使用以上药物，应和 L-T_4 间隔 4 小时以上服用。

甲减药物剂量与病情、体重、年龄等相关，具有个体差异。例如老年人所需剂量较低、妊娠状态需求量增高、甲状腺癌术后为了抑制肿瘤复发会适量增加剂量。建议遵从医嘱，切勿擅自调整药物剂量。

与很多药物不同，甲状腺激素补充后需要 4~6 周达到稳定的血药浓度，故建议治疗初期间隔 4~6 周复查甲状腺相关激素指标（妊娠期除外），达标后可逐渐延长复查周期，病情稳定的患者 6~12 个月复查一次就可以了。

小美第二天去了医院，确诊为自身免疫性甲状腺炎所致的甲减，需要长期服用 L-T_4 治疗。经过几个月的治疗，小美的症状得到了明显改善，体重有所减轻，血脂也回到了正常水平。

（谌麒羽　凌雁）

甲状腺结节，不等于甲状腺癌

小王拿到体检报告又发愁了，每年体检都有个甲状腺结节，体检医生说没有大问题，可也让去医院再看看。甲状腺结节到底要紧吗？需要治疗吗？

正常甲状腺形如蝴蝶，位于气管前，质地均匀。当甲状腺细胞在局部异常增生，形成的团块就是甲状腺结节。甲状腺结节中，癌仅占到5%~15%，其余大部分是良性疾病，如：单纯性甲状腺肿伴结节、甲状腺炎伴结节、甲状腺腺瘤、甲状腺囊肿。

良性甲状腺结节一般无症状，常在体检时被发现。触诊时，良性甲状腺结节多质地较软、表面光滑、边界清晰、活动度良好。少数良性结节患者因结节体积较大，可以看见或触及颈部的包块，可伴有颈部肿胀感或压迫感。少数结节性甲状腺肿患者的甲状腺向胸骨后生长，导致胸骨后甲状腺肿，可引起呼吸困难和吞咽梗阻感。

多数分化型甲状腺癌，包括乳头状癌和滤泡状癌，起病隐匿，进展缓慢，也无明显症状。甲状腺未分化癌和淋巴瘤恶性程度高，甲状腺肿块可迅速增大、伴疼痛和声音嘶哑、呼吸窘迫以及吞咽困难。触诊时，不同于良性结节，甲状腺癌的肿块触之偏硬、边界不清、活动度差。另外，部分甲状腺癌患者颈部可触及肿大的淋巴结。

虽然甲状腺结节的恶性概率并不高，但在就诊时也需要仔细甄别其性质。有甲状腺癌家族史、童年或青少年时期颈部辐射暴露史的患者，甲状腺癌的概率会升高。甲状腺结节患者也应进行甲状腺相关指标测定，包括 TT_3、TT_4、FT_3、FT_4、TSH、甲状腺球蛋白（Tg）、甲状腺自身抗体（TPOAb、TGAb）。甲状腺髓样癌伴有降钙素及癌胚抗原 CEA 的增高，因此当临床怀疑甲状腺髓样癌时，可进一步测定降钙素及 CEA。

超声是甲状腺结节最常用的影像学诊断手段。我们可以通过超声了解到结节的大小、形态、数量、位置、内部结构、有无钙化、血供情况、边界是否清晰等，还能评估有无颈部淋巴结转移。甲状腺癌的常见超声表现包括：垂直位生长、实性、微钙化、极低回声、边缘模糊 / 不规则或侵犯甲状腺外组织，综合判断结果即为我们超声报告上见到的"C–TIRADS 分类"：1~3 类结节多数为良性；4A（恶性可能 2%~10%）、4B（10%~50%）、4C（50%~90%）、5（>90%）类结节的恶性概率依次升高。

为了进一步明确结节的性质，医生会建议行甲状腺结节超声引导下细针穿刺活检（FNA）。FNA 是公认评估甲状腺结节性质最准确、成本效益最佳的手段，有助于明确诊断和制定治疗方案。

此外，CT 可评估甲状腺结节大小、气道压迫情况、结节胸骨后生长范围以及超声未探测到的颈部淋巴结病变；核素显像可协助判断甲状腺结节的功能状态；而 PET/CT 可作为侵袭性高的恶性甲状腺结节的评估手段。以上检查不作为常规检查，可结合患者的病情选择性地应用。

（谌麒羽　凌雁）

火眼金睛识甲癌
——不可不知的甲状腺结节细针穿刺

病理检查是诊断疾病性质的金标准，传统方法是在手术当中取得组织进行病理检查，但手术毕竟创伤不小，可能出现相关的并发症。甲状腺细针穿刺（FNA）的出现解决了这一困境。FNA是在超声的引导下实现微创化病理诊断的技术，仅凭一根细针就能在术前获得细胞病理结果，还可以使用得到的标本进行甲状腺癌的分子标志物检测，提升确诊率。

那么什么情况下需要做甲状腺结节FNA？当超声报告提示为甲状腺癌可能，为了明确性质，FNA就可以隆重登场了。除此以外，即使检查初期超声并未提示甲状腺癌，但随访过程中结节增长迅速、形态出现恶性特征或出现可疑的颈部淋巴结肿大时，也可行FNA。FNA获取的标本除了会进行细胞病理学检测外，一般会同时进行甲状腺癌的基因突变检测（如BRAF、RAS、TERT启动子等基因的变异情况），以提高确诊率，帮助判断疾病预后。

然而，并不是所有甲状腺结节患者都能进行FNA，比如有出凝血异常的患者须谨慎进行。由于穿刺操作需要患者配合，所以意识障碍者、难以配合者，也很难完成FNA。另外，若甲状腺结节过小（直径4毫米以下），穿刺很难精确获得病灶细胞，一般也不做 FNA。

甲状腺结节 FNA 是非常安全的。少数患者穿刺后可能出现小血肿，通常症状轻微、吸收快，局部压迫即可。FNA 几乎不会引起肿瘤细胞播散（发生率仅 $1.2/10^6$），穿刺部位的感染也很少见。若平时服用抗凝剂、抗血小板药物，需要告知医生，在疾病允许的情况下停药，具体停用时间视情况而定。检查当天不需要空腹，但要记得穿能够充分暴露颈部的衣服。

穿刺的结果受多种因素影响，除了结节本身的组织结构特征，还与穿刺器具的性能以及实施穿刺活检医生的技能水平有关。因此，优质的穿刺设备、技能娴熟的超声医师就显得尤为重要。

虽然 FNA 不及超声、CT 那么"赫赫有名"，但在甲状腺结节的诊断上，它的地位难以撼动，是我们不可不知的诊断"金标准"。

（谌麒羽　凌雁）

体检发现甲状腺结节，要治疗吗？

年末单位体检，很多人的体检报告都出现了"甲状腺结节"这一项，有些人看到体检报告惊慌失措，担心会不会得了"癌"；有些人认为"结节"不是病，不用管它。那么，甲状腺结节到底要紧吗？需要治疗吗？

首先，发现甲状腺结节先别紧张，弄清楚结节的性质是第一步。大部分甲状腺结节是良性病变，只有 5%~15% 的甲状腺结节为恶性。良性结节和恶性结节的治疗策略有所不同。因此，发现甲状腺结节后应到医院进行全面评估，确定结节的性质。

良性甲状腺结节该如何治疗呢？良性结节对日常生活一般没有太大影响，因此大部分良性结节不需要进行手术或者药物治疗，以定期随访为主，一般 6~12 个月复查一次即可。出现以下情况的良性结节可以考虑手术治疗：（1）结节直径过大出现了局部压迫症状或影响了美观；（2）合并甲状腺功能亢进且内科治疗效果不佳；（3）肿物位于胸骨后或纵隔内；（4）结节进行性增长或结节有恶变的倾向等。良性结节患者不需要有心理负担，只要注意定期复查，就可以及时发现结节的变化并给予治疗。

对于明确或高度怀疑恶性的甲状腺结节，手术是主要的治疗方法，应根据患者的病情来选择是甲状腺全部切除还是单侧腺叶切除，部分患者还须进行淋巴结清扫术。手术之后大部分患者需长期甚至终生服用甲状腺激素，可以有效地抑制甲状腺癌的复发。有侵袭转移的甲状腺癌患者术后可以进行放射性碘治疗，对可能残留的甲状腺癌细胞以及转移灶进行清除。对于放射性碘治疗效果不好的患者，还可以进行靶向药物治疗。通过以上的综合治疗，甲状腺癌复发率明显降低，生存率则大大提升。由于绝大多数甲状腺癌是分化型甲状腺癌，其恶性程度相对较低，只要经过规范地治疗，大部分患者的预后是非常好的。

此外，目前热消融术也在临床中被越来越多地应用于甲状腺结节的治疗。它是通过点对点来对病灶进行定点消融，相较于传统的手术治疗，热消融术对正常甲状腺组织的损伤极小，术后一般不需要服用甲状腺激素，且没有手术瘢痕，比较美观，是真正意义上的微创治疗。但热消融术也有其局限性，比如不能清扫颈部淋巴结，可能存在病灶没有清除干净的风险等。目前热消融术主要用于良性甲状腺结节的治疗；对于恶性甲状腺结节，需要由专业医生进行严格地评估，确定其是否符合消融治疗的指征。

综合来说，甲状腺结节并不可怕，良性结节以随访观察为主，恶性结节及时进行规范治疗也可取得满意的疗效。

（迪丽达尔·木汗哈力　凌雁）

甲状腺术后如何正确口服"优甲乐"？

　　小王因"甲状腺乳头状癌"手术治疗一年了，每天都规律服用左甲状腺素钠片——优甲乐。最近他来院复查，想问问医生是否可以停药。临床中很多患者都会有这样的疑问：手术做好了，我的优甲乐要一直吃吗？吃多少？怎么吃？

　　回答这个问题，首先要了解为什么甲状腺术后要服用优甲乐？甲状腺分泌人体必需的一种激素——甲状腺激素，它在调节人体的物质代谢和能量代谢，以及维持各组织器官正常功能等方面发挥非常重要的作用。当手术切除了全部甲状腺，就需要外源性补充甲状腺激素来替代缺失的甲状腺功能，临床上常用优甲乐治疗。而如果手术切除了部分甲状腺，残余甲状腺组织产生的甲状腺激素可能不够用，也需要服用优甲乐来弥补甲状腺功能的不足。对于甲状腺良性结节患者来说，剩余的甲状腺组织如果可以代偿，分泌足够的甲状腺激素，可以减少甚至停用优甲乐。但是，对于甲状腺乳头状癌及滤泡状癌患者来说，除了补充本身不足的甲状腺激素，服用优甲乐还可以反馈性地抑制垂体分泌促甲状腺激素（TSH）。将 TSH 抑制在正常低值或者低于正常下限，可以抑制肿瘤细胞生长、减少肿瘤复发及转移的机会——即 TSH 抑制治疗。因此，大部分甲状腺癌患者需要长期甚至终生服用优甲乐。

那么服药剂量又如何把握呢？补充和替代治疗的患者通过服用优甲乐把甲状腺功能控制在正常范围即可。TSH 抑制治疗较为复杂，分为两个阶段：初治期（术后一年内）和随访期（术后一年以上）。初始期目标基于复发风险分层：内分泌科或外科医生通过评估患者的病理特征（肿瘤大小，有无淋巴结转移、腺外侵犯、远处转移等）将患者的复发风险分为高危、中危和低危。对于高危患者，初始 TSH 目标值建议 < 0.1mU/ 升；对于中危患者，初始 TSH 目标值建议 0.1~0.5mU/ 升；对于低危患者，初始 TSH 目标值建议 0.5~2mU/ 升。补充和替代治疗的优甲乐剂量是为了弥补本身不足，只要注意定期复查甲功，避免药物不足或药物过量，那么长期服用优甲乐是安全的，并不会产生副作用。TSH 抑制治疗时，部分中高危患者长期使用超过生理剂量的甲状腺激素，可能会增加心律失常或心血管不良事件的风险，也可能会增加绝经后妇女骨质疏松的发生率。因此，对于 TSH 抑制治疗风险较高的患者，可适当减少优甲乐剂量，放宽 TSH 抑制的目标。分化型甲状腺癌患者在长期随访过程中，如治疗效果满意，复发风险逐步下降，可以逐步减少优甲乐的剂量，降低 TSH 的抑制程度。

优甲乐一般建议在早餐前0.5~1小时空腹顿服，不可随意停药。如果调整了药物剂量，建议 4~6 周后复查甲状腺功能，达到理想水平后可以酌情延长随访间隔，3~6 个月复查一次。另外，临床中的甲状腺激素制剂除了最常见的优甲乐，还有雷替斯、甲状腺片等。

医生根据小王的复查情况，调整了优甲乐的服用剂量，并叮嘱一个月后复诊。

（迪丽达尔·木汗哈力　凌雁）

备孕的准妈妈，你关注甲状腺健康了吗？

如今，越来越多的人开始重视孕前检查，希望能通过科学备孕来迎接一个健康的宝宝。在孕前检查中，甲状腺功能检查是必查项目之一。

甲状腺疾病是育龄期女性的常见病。甲状腺激素不仅参与维持自身各组织器官的正常功能，也与女性的生殖功能以及胎儿的生长发育息息相关。甲状腺功能异常可能导致女性不孕，也会增加女性流产、早产、低出生体重儿、死产、后代智力发育受损等不良妊娠结局的风险。部分甲状腺疾病由于不具备典型的临床表现，没有被及时发现和治疗，从而危害了母婴的健康。因此，备孕期进行甲状腺检查是非常重要的。

备孕期女性甲状腺疾病的筛查应至少包括促甲状腺激素（TSH）、游离甲状腺素（FT_4）及抗甲状腺过氧化物酶抗体（TPOAb）。通过评估是否存在甲状腺疾病及其严重程度，决定目前是继续备孕还是暂缓备孕。评估结果一般包括以下几种情况：（1）确诊为甲亢的女性，建议先在内分泌科进行规范的药物治疗，待甲状腺功能控制稳定后在医生的指导下备孕；若选择放射性碘（^{131}I）治疗，治疗后六个月以上才可备孕。（2）确诊为甲减和亚临床甲减的女性，应服用左甲状腺素钠（L–T$_4$）治疗，通过调整 L–T$_4$ 的剂量，将 TSH 控制在参考范围下限 ~2.5mIU/ 升。（3）对于 2.5mIU/ 升 ≤ TSH ≤ 参考范围上限且 TPOAb 阳性的女性，如有不明原因的流产史或准备行辅助生殖的女性，也应考虑 L–T$_4$ 治疗。（4）对于甲状腺结节的患者，备孕前建议完善检查明确结节的性质，尽可能避免孕期进行手术治疗。

此外，碘是人体必需的微量元素之一，也是合成甲状腺激素的重要原料。妊娠妇女严重缺碘会导致母亲和胎儿的甲状腺激素合成不足，可能会引起流产、死胎等不良妊娠结局，其后代也可能出现呆小症，表现为智力低下、聋哑症及动作僵硬。因此，备孕女性至少孕前三个月开始保证每日摄入至少 250 微克碘，从而保证整个孕期有足够的碘储备。可通过测定尿碘浓度与尿肌酐的比值来评估碘营养是否充足。补碘最经济的方式是通过食用加碘盐。建议备孕妇女除了规律食用加碘盐外，每周摄入一次富含碘的食物，例如紫菜、海带等。如果不食用含碘盐，补碘形式可以选择含有碘化钾的复合维生素。当然，补碘也需要"碘"到为止，不推荐每日碘摄入量超过 500 微克，过量的碘摄入也会增加胎儿甲减的风险。

总之，甲状腺健康对生育至关重要。备孕的准妈妈们都应该密切关注甲状腺的健康，同时做到规律作息，保持心情愉悦，适当补充碘的摄入。科学备孕，为准妈妈的健康以及胎儿的生长发育保驾护航。

（迪丽达尔·木汗哈力　凌雁）

产后情绪反常，当心产后甲状腺炎

经过漫长辛苦的孕育，准妈妈们终于顺利平安生下宝宝，身体和心理却要迎接新的挑战。很多新手妈妈们在照顾婴儿时因经验不足而手忙脚乱，有些妈妈会出现烦躁不安，脾气暴躁；还有些妈妈会出现情绪低落、乏力等表现。这种产后女性反常的情绪变化，很多时候会被当成单纯的产后抑郁去心理科治疗。其实，这不一定单单是心理问题，也有可能是产后甲状腺炎在作怪。

产后甲状腺炎是指妊娠前甲状腺功能正常的女性在产后一年内出现甲状腺功能异常。产后甲状腺炎与自身免疫密切相关，本身患有免疫性疾病（例如1型糖尿病、系统性红斑狼疮、妊娠早期甲状腺相关自身抗体阳性等）的患者，发生产后甲状腺炎的风险会明显增加。此外，过量碘的摄入也可能增加患产后甲状腺炎的风险。

与单纯的甲亢、甲减不同，产后甲状腺炎的患者主要经历三个阶段：甲状腺毒症期，甲减期及恢复期。①甲状腺毒症期：一般发生在产后2~6个月，产妇会出现心悸、怕热、出汗、情绪激动，甲状腺轻中度肿大等表现。大部分这个时期的患者症状并不严重，通常给予对症治疗，一般不建议使用抗甲状腺药物治疗。②甲减期：一般发生在产后3~12个月，产妇会出现乏力、注意力不集中、情绪低落、便秘、肌肉关节僵硬等症状。甲减期建议予以左甲状腺素钠（L-T$_4$）治疗，服药后每 4~8 周复查甲状腺功能，直到甲状腺功能维持在正常水平。③恢复期：多数患者的甲状腺功能在甲减期后 4~6 个月可逐步恢复，L-T$_4$ 可以逐步减量直至停用。但仍有 10%~20% 的人转归为永久性甲减，需要终生服药。

产后甲状腺炎患者甲状腺激素水平的变化会对情绪产生显著的影响，导致产后甲状腺炎与产后抑郁症的症状颇为相似。因此，当产妇出现明显的情绪变化，以及前述的异常症状时，一定要去内分泌科检查一下甲状腺功能，以免延误治疗。产后甲状腺炎的预后良好，大部分患者可以完全恢复，小部分患者会发展为永久性甲减。因此，患过产后甲状腺炎的女性应每年随访甲状腺功能，便于及时发现甲减并治疗。

（迪丽达尔·木汗哈力　凌雁）

老人没精神、记性差，或是甲状腺在作怪

　　王大妈今年 65 岁，退休后一直热爱运动。但近来总觉得自己没精神，做事提不起兴趣，最爱的广场舞也不爱跳了。家属也发现王大妈最近变得少言寡语，嗜睡，记忆力差，动作迟缓。家属担心王大妈得了"老年痴呆"，于是来医院做全面检查，辗转多个科室，最终确诊为"甲状腺功能减退症（甲减）"。医生给她处方了"优甲乐"，治疗三个月后，王大妈上述症状都明显改善。

　　我国已全面进入老龄化社会，而老年人甲状腺疾病患病率显著高于普通成人。老年人甲减多起病隐匿，进展缓慢，早期一般没有明显的症状，而出现症状时又容易和其他常见疾病混淆，因此很容易漏诊和误诊。

　　老年人出现以下症状时，建议到医院进行甲状腺功能检查，以免耽误治疗。①老年人甲减临床上会表现为怕冷、乏力、困倦、少言懒动、记忆力减退，容易被认为是正常衰老的表现；有时会表现为表情淡漠、反应迟钝、情绪低落、失眠，容易误诊为老年认知功能障碍或抑郁症。②老年人甲减的症状与一些老年慢性疾病常有重叠，甲减与这些疾病共存时，容易被归类为其他疾病而被漏诊。例

如：当出现胸闷、心动过缓、心包积液等表现时，容易被诊断为冠心病、心力衰竭；当出现食欲减退、腹胀、便秘等表现时，容易被当成是消化系统疾病来治疗。③老年人合并血脂紊乱，经过规范治疗血脂难以达标时，也需要考虑检查甲状腺功能。因此，患者和家属都需要提高对甲减的认识，体检时重视对甲状腺功能的检查，特别是老年女性和有甲状腺疾病家族史的老年人。

甲减治疗并不复杂，主要是补充甲状腺素。常用药物为左甲状腺素钠（L-T$_4$），常见的商品名为"优甲乐"或"雷替斯"。通常情况下，L-T$_4$一般于早餐前0.5~1小时，空腹将一日剂量一次性口服。治疗初期需每4~6周测定甲状腺功能来调整L-T$_4$的剂量，直至达到治疗目标，达标后可逐渐延长复查周期，治疗稳定状态下可每6~12个月复查一次甲状腺功能。老年人甲减的治疗应遵循小剂量起始、调整剂量周期不能太短、密切监测甲功、防止药物过量。患者生活中须注意保暖，防止受凉。因甲减患者容易产生沮丧、悲观情绪，治疗中须关注患者心理健康。患者饮食应该以高蛋白、低脂肪、高纤维及富含维生素的食物为主。

（迪丽达尔·木汗哈力　凌雁）

肾上腺疾病

发现肾上腺腺瘤，下一步该咋办？

M先生拿到今年的体检报告后吓了一跳。报告上赫然写着"腹部CT见左侧肾上腺1厘米腺瘤，建议到医院检查"。虽然不知道肾上腺是什么，可一看到腺瘤两个字他立刻紧张起来。经过网上一通搜索，他急忙预约了第二天的内分泌科门诊，决定去一探究竟。

见到医生，M先生立刻道出自己心里的所有疑问："医生，肾上腺是什么？长在哪里？我是不是生了癌症？我要不要手术？我还年轻啊……"面对他的疑惑，医生耐心地作了解释。

肾上腺属于腹膜后器官，位于肾脏的上方，左右各一，是重要的内分泌器官。医学上把M先生的这种情况称为"肾上腺意外瘤"。所谓肾上腺意外瘤，是指肾上腺及肾上腺所在区域意外地发现了肿瘤，多数是在体检或者是检查其他疾病时被发现。随着医学影像学检查的广泛应用，肾上腺意外瘤的检出率逐年增加，而且有些意外瘤具有一定的亚临床功能。因此当发现肾上腺意外瘤后，应该进一步做深入的检查。

那么肾上腺腺瘤可能会有哪些临床表现呢？这就要从肾上腺的功能说起了。肾上腺分为皮质和髓质。前者主要分泌皮质醇、醛固酮等糖、盐皮质激素，后者主要分泌肾上腺素。不同类型的肾上腺肿物临床表现会有所差异。比如分泌皮质醇的腺瘤，典型的表现包括满月脸、水牛背、向心性肥胖，以及糖脂代谢异常、高血压、骨质疏松等。产生醛固酮的腺瘤，典型的表现有高血压、低血钾，以及引发的四肢乏力麻木等等。而肾上腺髓质的嗜铬细胞瘤则会出现阵发性高血压，以及头痛、大汗、心悸、焦虑等症状。

除了这些有功能的腺瘤，还有一部分没有分泌过量激素的腺瘤，被称为"无功能肾上腺腺瘤"。大部分肾上腺腺瘤即使具有一定分泌功能，也是良性的。除此以外，肾上腺的肿物还可能是囊肿、髓样脂肪瘤、增生、平滑肌瘤、结核等。少部分肿物可能是恶性肿瘤、转移性肿瘤等等。

发现肾上腺腺瘤，应当进行评估。一般选择做的检查，包括电解质、皮质醇、促肾上腺皮质激素、儿茶酚胺代谢产物、肾素醛固酮血管紧张素系统水平的检测。医生还会根据问诊和查体结果，安排患者进行针对性地检查，比如血糖、胰岛素、血脂、骨密度、尿液、肿瘤标志物等一系列检查。如果初步筛查出现疑问，还会进一步安排详细的功能性激素检测、细胞学检查以及深入的影像学检查。

对于最终评估认为功能性的肾上腺肿物，一般建议手术切除。无功能的良性肿物建议定期随访。而有转移表现或体积超过4厘米的肿物，建议手术治疗。

经过了细致的检查，医生告诉 M 先生，他的肾上腺腺瘤是无功能腺瘤，建议他每年复查一次。拿到结果的 M 先生如释重负。

（陈弘　李晓牧）

高血压都是不可治愈的吗？

高血压真那么可怕吗？所有的高血压真的不可治愈吗？

那就要从高血压的成因谈起。

所谓血压，就是血管的压力。我们平时所测量的血压一般为动脉血压。把血管想象成水管，把心脏

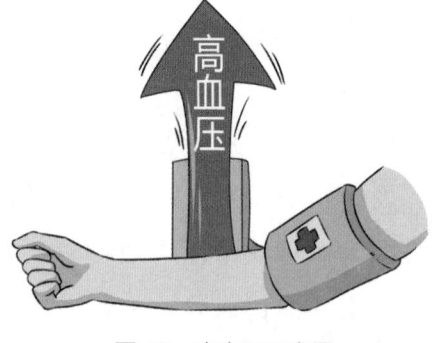

图 19　高血压示意图

想象成水泵。当泵出的水多或者压力大时，那水压也相应大。但更重要的是管子的粗细，僵硬程度。当管子变细，管子变硬，影响了水的流动，那自然水管内的压力就大。

随着年龄的增加，血管不可避免地老化、僵硬，那就是原发性高血压的成因。但是除了增龄所致的血压升高以外，还有一些可以逆转的因素，也就是因为身体其他器官组织的异常导致了血管内的压力变大，如果找到源头的病因，去除了这些因素后，治愈这些疾病，可能就能够逆转高血压，这就是继发性高血压。

因此区分是否存在继发性因素，寻找继发性病因，成为某些高血压是否可能被治愈的关键所在。想要治疗继发性高血压，就需要知道哪些疾病可能导致继发性高血压。最常见的继发性高血压的病

因包括肾脏本身的病变导致的高血压，肾血管病变导致的高血压，内分泌相关疾病所致的高血压等。

任何原因导致的肾脏病变都会引起血压升高，因为肾脏是血压调节的重要器官。肾脏如同水管的后阀门，对水和电解质的出路进行调控。肾脏本身的病变导致水和钠在体内积聚，引起血容量的过多，从而导致水肿和高血压。另外肾脏也是人体内调控血压的重要系统：肾素—血管紧张素—醛固酮系统中肾素的分泌器官，该系统通过调节血管的收缩与舒张来控制血压。肾脏损伤后可能会导致肾素分泌增加，加重血压升高。治疗肾脏本身的病变，将会大大改善血压控制。因此发现高血压后应常规进行肾功能以及蛋白尿的检查。

另一个重要的引起高血压的继发性病因——肾血管性高血压更是由于肾素—血管紧张素—醛固酮系统直接激活所致。多发性大动脉炎，肌纤维发育不良，动脉粥样硬化等病因导致肾动脉狭窄，肾脏因为血管狭窄而导致血供不足，肾脏的缺血继而激活肾脏分泌过多肾素，使得血管进一步收缩，血压进一步升高。通过血管介入等手段解除肾血管的狭窄就能显著改善高血压。

许多内分泌疾病都与高血压密切相关，很多内分泌相关激素分泌异常都会导致血压升高。常见的疾病如原发性醛固酮增多症，甲亢、皮质醇增多症均会引起高血压，少见或罕见的疾病如嗜铬细胞瘤、先天性肾上腺增生、Liddle综合征等也以高血压为首发表现。在高血压患者中识别出这些蛛丝马迹，探索高血压合并的其他临床表现，如低钾血症、面容改变、食欲变化、发作频率、发育异常等，作出正确合理的诊断，可以运用针对性的药物或手术治愈这些以高血压为重要临床表现的内分泌疾病。

因此并非所有高血压患者均戴上了终生疾病的帽子，探索识别高血压背后潜在的疾病，通过相应的检查确诊病因，通过特异性的治疗手段，就能治愈这些可以祛除病因的继发性高血压。　　　　（赵琳）

大腹便便四肢纤纤，罪魁祸首竟然是它

最近一年，爱照镜子的 W 女士越来越为自己的体形感到苦恼。她严格控制饮食，却无法控制不断增长的腹围和越来越圆润的脸庞。白皙的肚皮上还有些像"妊娠纹"一样的纹路出现。原本对自己的工作得心应手，但现在一天的工作后她会感到非常疲劳。她坚持运动，却不见肌肉增长，四肢反而越来越细。

在一次同学聚会时，W 女士遇到了多年未见的医生同学。细心的医生一看到她，就说她是典型的"库欣综合征"体征，建议她去医院做关于肾上腺功能的检查。检查之后发现 W 女士的左侧肾上腺长了一个 1.5 厘米的腺瘤。激素水平测定显示她的皮质醇高于正常上限，而促肾上腺皮质激素却低到测不出。医生告诉她，她患有库欣综合征，问题出在肾上腺的这个腺瘤上。

肾上腺是人体重要的激素分泌器官，皮质醇是肾上腺分泌的激素之一。库欣综合征是指肾上腺由于各种原因分泌过量的皮质醇，进而引起的一系列临床表现和体征。1923 年，美国的神经外科医生 Harvey Cushing 首次描述了一个症状和 W 女士十分相似的病例。后来 Harvey 通过病理证实这个患者是因垂体瘤而引起的库欣综合征。

为了纪念这位"现代神经外科之父"，国际上便用他的姓氏命名了这类疾病。

皮质醇是维持人体正常工作的基本激素，缺少它万万不可。但是皮质醇太多也会带来问题。过量的皮质醇可以引起身体糖、脂、蛋白质代谢异常。临床表现以向心性肥胖为特征。就像 W 女士的不均匀肥胖，脂肪集中出现在脸部、锁骨上窝、腹部，而四肢则因为肌肉和脂肪的减少，变得纤细无力。患者会出现皮肤变薄，毛细血管脆性增加，轻微的损伤就容易引起瘀斑。还有的患者会出现与年龄不相称的骨质疏松、糖尿病、高血压。女性患者容易出现月经紊乱。一部分患者还会有不同程度的精神、情绪变化，比如情绪不稳定，容易烦躁，失眠，严重的可出现躁狂。过量皮质醇还会降低患者的免疫力，容易引起感染，严重者会危及生命。

库欣综合征的病因有多种。除了像 W 女士这样单侧肾上腺腺瘤引起库欣综合征以外，还有双侧肾上腺皮质大结节样增生、小结节样增生。此外，人体另一个复杂的内分泌腺体——垂体，也可以分泌过量的促肾上腺皮质激素，引起库欣综合征，也就是 Harvey 医生发现的那一种，称之为库欣病。还有一些患者是由于垂体以外的肿瘤组织分泌过量有生物活性的促肾上腺皮质激素，使肾上腺皮质增生并分泌过量皮质醇，这一类称为异位促肾上腺皮质激素综合征。

W 女士很快住进了医院。医生安排了进一步的确诊检查。明确诊断后，对于 W 女士的情况而言，手术切除肾上腺腺瘤是最佳的选择。虽然听到手术治疗，W 女士心中不免紧张。但一想到总算找到了解决问题的办法，W 女士还是有种如释重负的感觉。

（陈弘 李晓牧）

原发性醛固酮增多症的前世今生

引发继发性高血压的原因主要有肾脏的实质性病变、肾血管性疾病、内分泌疾病等几种原因，其中，原发性醛固酮增多症是最常见的病因之一，在高血压中的患病率为 4%~13%。而事实上，由于认知不足，许多患者并不知道这个疾病，许多医生更是忽视该疾病，因此原发性醛固酮增多症患者的检出率与实际患病率相差甚远。

原发性醛固酮增多症，简称原醛（PA），是由于肾上腺皮质自主分泌过多的对抗利尿作用的激素"醛固酮"，引起水分和钠盐在体内潴留，造成血容量增多、血压升高，尿中钾离子排出增加，从而出现高血压伴（或不伴）低血钾的临床表现。

原醛的前世

原醛是个年轻的疾病。

美国密歇根大学的内分泌学家杰罗姆·康恩（Jerome W.Conn，1907–1994）首先报告了原醛，并对其诊断和治疗的进步做出了巨大贡献。1954 年 4 月，康恩教授查房时，他的同事汇报了一例 34 岁的女性患者 M.w.，她有七年间断性抽搐、肌肉无力和软瘫病史，还伴有四年的高血压史，并有多尿和夜尿。体检发现血压为 176/104 毫米汞柱，没有水肿。同时伴有严重低钾血症。她肾脏功能正常，有少量间断性蛋白尿和固定的低比重尿。因为没有糖皮质激素和雄激素过度分泌的体征和症状，康恩教授根据他过去的研究推测，这些临床表现是由于肾上腺盐皮质激素分泌过多引起的。

随后的研究证实了这一点。M.w. 的每日尿中排泄的去氧皮质酮是正常人的 20 倍（由于当时无法直接检测醛固酮，因此检测的是该患者尿液中的醛固酮代谢产物去氧皮质酮）。据此康恩教授认为这是一个新的临床综合征。1954 年 12 月 10 日，康恩为他的患者进行双侧肾上腺切除术。患者的术后检查显示术前代谢异常和临床异常几乎完全逆转。

康恩教授据此获得了无可反驳的证据来证明他的研究结论的有效性，并首次建立了肾上腺醛固酮生成肿瘤、高血压和低钾血症之间的关系。高血压和肾上腺盐皮质激素的研究进入了一个新时代。此病症也以他的名字命名，原发性醛固酮增多症又叫 Conn 综合征。

原醛的今生

既往认为原发性醛固酮增多症是个罕见的疾病，患者均伴有难以控制的高血压以及严重的血钾降低。但是随着对该疾病的深入了解，发现该病的疾病谱大大扩展。患者可为发病年龄较轻的普通高血压合并正常范围内的血钾，可仅表现为血压波动或者控制不理想。因此现在普遍认为原醛的发病率占所有高血压患者的约 10%。但也有国外学者认为随着原醛筛查的进一步普及以及对疾病的更深入了解，高血压患者的原发性醛固酮增多症的发病率甚至可能在 45%~50%。

与原发性高血压相比，原醛对于靶器官的损伤（如心脏、肾脏等）更重。原醛患者的心脏、肾脏、脑等靶器官损害发生得更早、更严重，原醛患者更易发生包括房颤在内的心律失常、心衰、脑卒中、肾功能不全、主动脉夹层等，死亡率更高。而相比于原发性高血压，原醛有针对性药物治疗，部分患者甚至可通过手术治愈高血压。但是，目前仍有较多原醛患者未被诊断，或被当成普通高血压进行治疗。

因此，早期确诊原醛症，进行相应的针对性治疗，可以早期控制高血压，减少重要器官损害，改善患者的生活质量，也能延长预期寿命。

（赵琳）

"发福"不是福！谁动了我的皮质醇？

　　小方是一名年轻的办公室白领，近两年他对自己容貌的变化十分苦恼：体重直线飙升，"中年啤酒肚"早早浮现，背越来越厚，脖子上的肉堆得一圈一圈，仿佛"米其林轮胎人"。人虽然越来越"壮"，但小方的精神却不是很好，夜里常常失眠，白天注意力难以集中，脾气也变差了。不知是不是因为睡眠不佳，最近他脸上的痘痘也变多了。办公室同事每每看到小方日渐圆润、红扑扑的脸，总是调侃他说："这面色是真好，日子过得滋润，又发福了哈！"小方苦笑不语，心想：天！这是哪门子的福！

　　确实，像小方这样的"发福"可并不是福气，而是疾病的表现！

　　小方的症状是典型库欣综合征的特殊体貌改变。库欣综合征（Cushing's syndrome）是一种由于血中皮质醇激素水平过高所致的临床综合征，也称皮质醇增多症。皮质醇激素长期、过多地分泌是该病的核心，也是一系列代谢紊乱相关症状的"始作俑者"。（皮质醇也可表达为：皮质类固醇、糖皮质激素、氢化可的松）

　　健康人体中，正常水平的皮质醇激素是机体正常运作不可或缺的要素，参与多种重要的生理过程。然而，长期、过量的皮质醇分泌可引起蛋白质、脂肪、糖、电解质代谢的严重紊乱，以及其他激素分泌异常。因此，如果在无特殊诱因的情况下出现下列表现，须警惕库欣综合征的可能，及时就医。

整体外貌：向心性肥胖

何为向心性肥胖？典型者表现为头面部、颈后部、锁骨上窝及腹部脂肪沉积增多，躯干肥胖，四肢及臀部正常或消瘦。用形象的比喻可归纳为：满月脸、鲤鱼嘴、水牛背、锁骨上窝脂肪垫、悬垂腹、细四肢。

皮肤状况：红面容、薄皮肤、宽紫纹、易淤伤

皮质醇促进蛋白质分解加速、合成减少，引起皮肤变薄；当皮肤弹力纤维断裂，可形成宽大、梭形的紫色裂纹，多见于腹部、大腿内外侧、臀部；皮质醇可刺激骨髓造血，血中红细胞和血红蛋白增多，加之皮肤菲薄，表现为红润的面色，即"多血质外貌"。

肌肉骨骼：四肢肌肉萎缩无力、骨质疏松

与皮质醇激素抑制骨基质蛋白形成、减少钙吸收、促进钙排泄相关。

性腺功能减退

皮质醇过度分泌影响垂体促性腺激素水平，引起女性痤疮、多毛、月经紊乱；男性阳痿、性欲减退、阴茎缩小、睾丸变软。

精神状况：情绪不稳、失眠、烦躁

继发性疾病：高血压、糖尿病、易感染

高皮质醇水平可引起糖代谢异常，并通过潴钠排钾、扩张血容量、增强心血管系统反应性等机制引起血压升高。此外，大量皮质醇分泌可抑制机体的免疫功能，导致患者易得感染，以肺部多见。

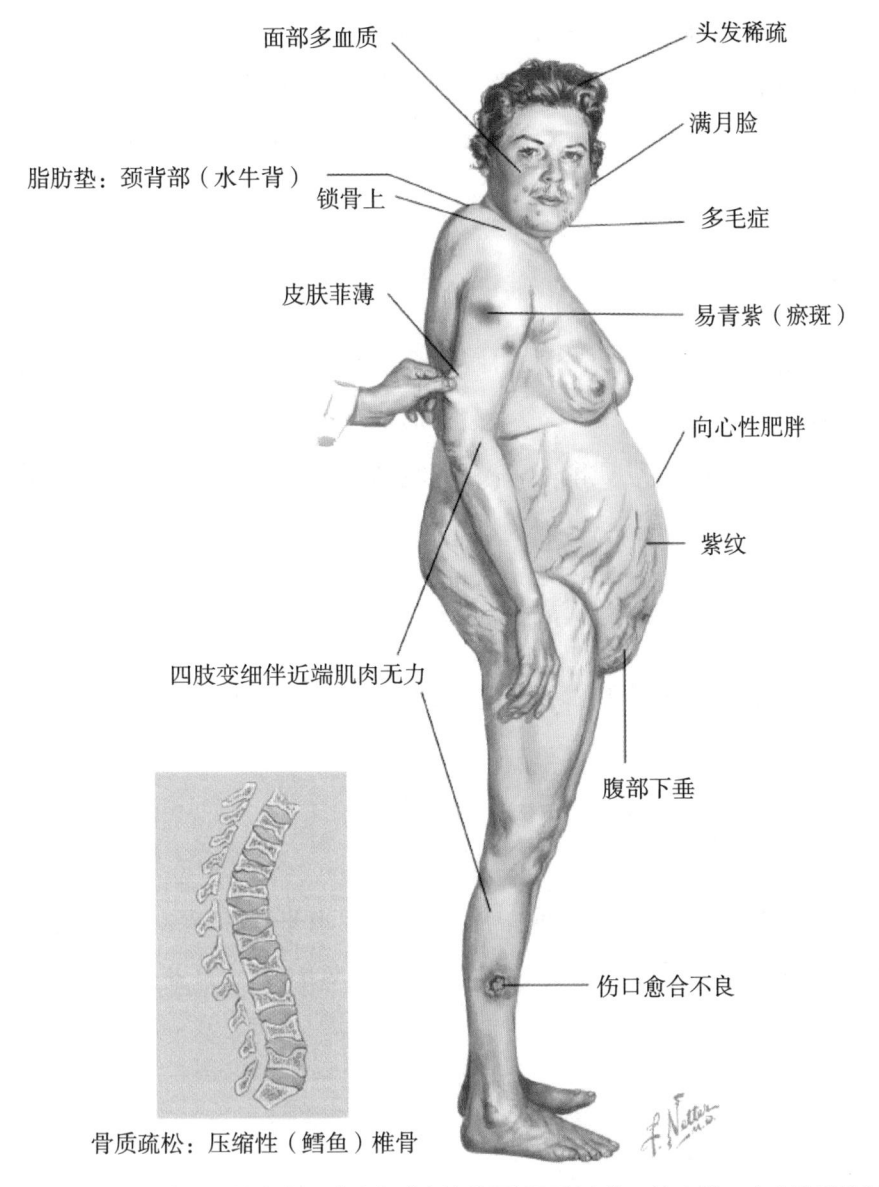

图 20　库欣综合征的临床表现（选自《奈特绘图版医学全集　第 2 卷：内分泌系统》）

新的问题来了，究竟是谁动了我的皮质醇？

皮质醇水平过高，通常是由于服用皮质类固醇药物或肾上腺过度分泌导致的，而肾上腺的激素分泌又受大脑中垂体的控制。因此，若患者没有外源性激素的使用（口服或注射药物），问题往往出在肾上腺和垂体这两处。

（1）最常见的病变部位是垂体（约占 65%~75%），多数为垂体 ACTH 腺瘤。ACTH 是促肾上腺皮质激素，可作用于肾上腺引起皮质醇分泌。当垂体瘤分泌过量 ACTH 即可引起库欣综合征。

（2）肾上腺皮质腺瘤 / 肾上腺皮质癌也是一大病因，分别占 10% 和 6%，多为单侧。肾上腺肿瘤可自主分泌过量糖皮质激素，导致血皮质醇升高。

（3）异位 ACTH 综合征致库欣综合征也占 15% 左右，是指垂体以外的肿瘤组织分泌过量的有生物活性的 ACTH，多见于肺部或支气管肿瘤。

病因一旦确定，即可对应进行有效治疗。目前对于垂体和肾上腺肿瘤所致的库欣综合征，手术切除病变为首选治疗手段；而对于无法手术或手术失败的患者，可予以放疗或药物治疗。

（陈懿　李晓牧）

做个有骨气的"老"女人
——谈绝经后女性骨质疏松

绝经是一个女性生理现象，是正常女性一生必经的拐点。我国女性自然绝经的平均年龄是 49.5 岁。绝经后失去雌激素的支持，骨代谢面临巨大挑战。

雌激素对骨骼有保护作用，可促进肠钙吸收，调控破骨细胞的活性。在多种信号因子的作用下，骨髓中的前体细胞可活化为破骨细胞，后者通过骨吸收作用参与骨代谢平衡、维持骨骼的健康。这些信号因子中，RANK/RANKL/OPG 轴具有重要地位，RANKL 可通过与存在于破骨细胞前体细胞膜表面的 RANK 结合，诱导破骨细胞前体细胞向破骨细胞分化。雌激素不但可以抑制成骨细胞、T 细胞及 B 细胞分泌 RANKL，还可以增加 RANKL 的竞争性受体骨保护素（OPG）的水平。雌激素还可抑制其他促破骨细胞增殖分化因子如白介素 1、白介素 6 等，从而间接影响破骨细胞的分化。女性进入绝经期，雌激素呈断崖式下降，破骨细胞受抑制减少，骨吸收增加，骨量快速丢失，骨量丢失达到一定程度即出现骨质疏松。

绝经后骨质疏松，一般发生在绝经后 5~10 年内，流行病学调查显示，我国 50 岁以上人群骨质疏松症患病率女性为 20.7%。初期时通常没有明显的症状，随着病情发展，患者可出现腰腿痛、乏力、周身骨痛，严重者发生脊椎变形及椎体压缩性骨折，驼背、身高变矮。骨质疏松症相关的骨折是增加绝经后妇女死亡率的重要因素，早发现、早预防、早治疗骨质疏松症，给予充分的重视极其必要。

绝经后女性朋友，要关注自己是否有骨质疏松的危险因素。

危险因素包括：①可控因素（可以改变的）——低体重、药物（皮质激素等）、疾病（影响骨代谢）、吸烟、过度饮酒、过量浓茶、咖啡等；体力活动缺乏、饮食中钙缺乏、维生素 D 缺乏、低蛋白饮食等；②不可控因素（无法改变的）——性别、遗传、人种、老龄、绝经、骨折史、女性过早停经史（＜45 岁）等。如果有明确危险因素，应筛查骨密度。

骨密度的主要检测方式是双能 X 线骨密度检查（简称 DXA），主要检测部位为脊柱和髋部。其他的骨密度检测方法如超声骨密度测量，只是用来做人群的筛查，一般不用于诊断。骨质疏松的诊断基于 DXA 检测出的 T 值结果，结合脆性骨折病史进行判断（见表 12）。

表 12　骨质疏松的诊断标准

诊断	T 值
正常	T 值 ≥ 1.0
骨量低下	−2.5＜T 值 ＜−1.0
骨质疏松（满足任意一条）	1. T 值 ≤ −2.5 2. 髋部或椎体脆性骨折 3. 低骨量（−2.5＜T 值 ＜−1.0）+ 肱骨近端、骨盆或前臂远端脆性骨折
严重骨质疏松	T 值 ≤ −2.5+ 脆性骨折

围绝经期女性应清醒意识到骨质疏松的风险，重视骨密度的评估，饮食上应多吃富含钙质、优质蛋白质食物。维生素 D 是钙的好伙伴，能促进钙的吸收。维生素 D 主要依靠阳光中的紫外线照射皮肤而合成，所以鼓励多晒太阳，10：00~14：00 之间的阳光更有利于维生素 D 的转化，尽可能多地暴露皮肤于阳光下，同时避免烈日暴

晒以防灼伤皮肤。适当运动可以增强肌肉质量、改善骨密度、降低跌倒和骨折的风险。可根据个人情况选择合适的锻炼方式、锻炼强度和时间，循序渐进，持之以恒，同时提高防跌倒意识，避免跌倒诱发骨折。

绝经后女性每日钙推荐摄入量为1000毫克。营养调查显示我国居民日常饮食钙摄入量约为400毫克，故还需每天补充钙600毫克。建议首先通过膳食补充，如果不能从膳食中获得足够的钙，可遵医嘱服用钙补充剂。维生素D用于防治骨质疏松症时，剂量可为800~1200IU（20~30微克），体内维生素D的来源主要为皮肤接触日光照射和从膳食中获得，必要时可遵医嘱补充外源性维生素D。一旦被确诊为骨质疏松症，光靠上述基本措施不足以有效抗骨质疏松，还需要应用抗骨质疏松药进行积极治疗，包括骨吸收抑制剂（双膦酸盐、降钙素、雌激素、选择性雌激素受体调节剂等）、地舒单抗、骨形成促进剂（甲状旁腺激素类似物），其他机制类药物（活性维生素D及其类似物、维生素K_2类），中药等。建议确诊后和专业医生咨询规范化治疗方案。

骨质疏松症非老年人"专利"，绝经后女性同胞更应该警惕骨质疏松，我们强调绝经后骨质疏松要早防早治，未雨绸缪，亡羊补牢，愿广大绝经后女性成为有"骨气"的女性！

（陈宁　陆志强）

"春风吹又生"——多毛，我该拿你怎么办?

每到夏天，爱美的小丽都要脱毛后才敢穿上漂亮的裙子。看到自己旺盛的毛发，真是挺苦恼的，每次脱毛完很快又长出新的来了。大家都是美少女，为什么我的体毛会过度生长呢？小丽终于鼓起勇气去看内分泌科门诊了。

医生耐心地和小丽解释，多毛症一般指女性体毛生长过多、分布异常，主要在颜面、耳前、口周围、胸前、乳头周围、腋窝、背部、下腹部、会阴部、下肢和大腿前部，常常是因为体内雄激素过多或毛囊对雄激素敏感性增强，从而导致女性毛发增多且呈男性型分布。

多毛是多种疾病的其中一种表现，表现如以下几点。

（1）多囊卵巢综合征（PCOS）：是多毛症最常见的原因，是常见的妇科内分泌疾病。患者的上唇、下颌、胸背部（包括乳晕）、下腹部（包括脐周及脐中线）、大腿内侧可见较粗的体毛，阴毛呈男性形分布。抽血查性激素结果常提示：雄激素（睾酮）水平偏高。妇科 B 超检查可见卵巢呈多囊样改变，常伴有月经周期延长或闭经、痤疮、脱发、肥胖、脖子后面皮肤颜色发黑等。多囊卵巢综合征患者在青春期，容易合并糖尿病、脂肪肝和高血压等代谢综合征。在育龄期，发生不孕和自然流产的风险较高，而且容易合并妊娠期糖尿病、高血压和子痫前期等妊娠并发症。在绝经期，子宫内膜癌等妇科肿瘤的发病风险升高。

（2）肾上腺疾病：①先天性肾上腺皮质增生（CAH），是一组遗传病，由于基因的异常导致肾上腺皮质激素合成不足。该病患者常表现为多毛，伴有生殖器发育异常、电解质代谢紊乱和血压异常等。②库欣综合征（又称皮质醇增多症），是因为皮质醇及其中间产物——雄激素的分泌过量，而引起多毛症。此病还常伴有向心性肥胖（满月脸、水牛背）、皮肤变薄、腹部及大腿内侧出现宽大的紫色条纹、血管脆性增加出现瘀斑、高血压、低血钾、痤疮、月经稀少、月经不规则甚至闭经、不育，还会引起乏力、肌肉萎缩、继发性糖尿病、骨质疏松、造血系统改变等。

（3）分泌雄激素的卵巢肿瘤：30岁以后短期内发生闭经、雄激素水平显著升高或男性化明显、盆腔或下腹部有肿块者应重点排查分泌雄激素的卵巢肿瘤。

（4）早发性卵巢功能不全：见之年龄小于40岁的女性，除了多毛，常伴有慢性不排卵、不孕、肥胖等。

（5）肢端肥大症：有些肢端肥大症女性患者，可出现多毛，还常伴有眉弓和颧骨突出、鼻翼增宽、嘴唇增厚、舌体肥厚、下颌前突、手足肥大、皮肤粗糙增厚等。

（6）高泌乳素血症：血清泌乳素水平升高的女性患者偶尔会出现多毛，还常伴有乳头溢液、闭经和不孕。

（7）药物性多毛症：有些女性因为功能性子宫出血、再生障碍性贫血、围绝经期综合征、乳腺癌、卵巢癌等疾病使用含雄激素的药物（比如丙酸睾丸酮、甲基睾丸酮、苯乙酸睾丸酮等）治疗，用药后可出现多毛，特别是青春期和围绝经期女性更为多见。

（8）特发性多毛症：指未能找到确切病因的多毛症。该病患者一般表现为轻度多毛，雄激素水平不增高，月经正常。其病因可能与雄激素受体基因多态性及雄激素在皮肤的代谢发生改变和皮肤 5α - 还原酶活性增强有关。

不同病因引起的多毛症治疗方法不同，出现多毛时，不能单纯地自行脱毛，而是应该就诊于正规医院的内分泌科门诊，进行全面检查，积极寻找多毛的原因，以便尽早发现相关疾病，及时治疗。

（汤卡卡　陆志强）

"雄"飞"秃"进——认识雄激素性脱发

"秃"如一夜春风来，脱发已成为当前无法忽视的社会现状，不仅成为新晋"颜值杀手"，更给身体和心理造成极大的压力。脱发原因错综复杂，但90%以上都和雄激素有关。数据显示，目前我国男性雄激素性脱发的患病率为21.3%，女性患病率为6.0%，并且发病人群逐渐年轻化。

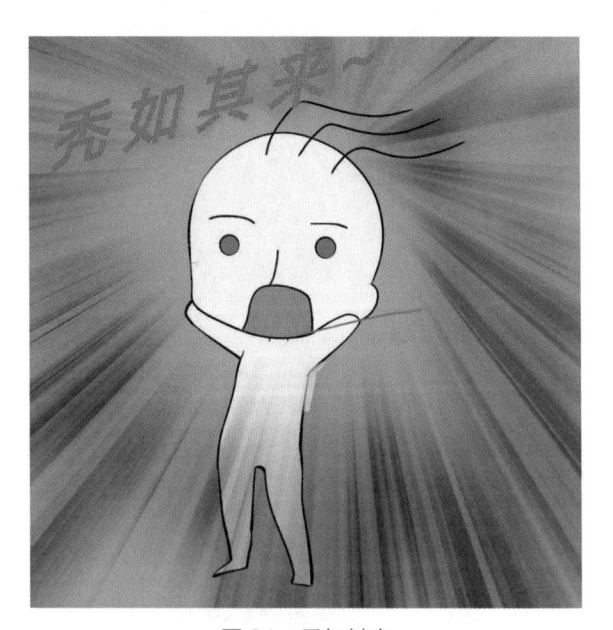

图21　秃如其来

什么是雄激素性脱发?

雄激素性脱发(androgenetic alopecia,AGA)也叫脂溢性脱发,主要特征是前额两侧及头顶部毛发进行性减少、毛囊生长周期缩短为特征,可伴有头皮屑增多、头发油腻、头皮瘙痒等症状。男性主要表现为发际线后移,呈现"V形"或"M形"脱发,而后逐渐与头发稀疏的头顶融合,成为"光明顶",但后脑勺部分头皮不被累及。女性主要表现为头顶部毛发减少或变细,中央发缝逐渐增宽,类似"圣诞树"样外观,但发际线通常得以保留。(见下图)

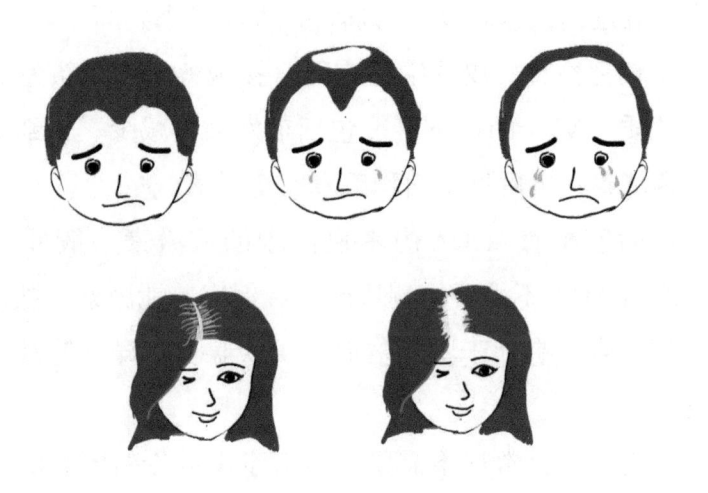

图22 雄激素性脱发

为什么会出现雄激素性脱发?

目前认为,遗传和雄激素是 AGA 的两大重要致病原因,共同作用造成了易感头皮区域发生毛囊微型化。

(1)遗传:AGA 患者中有家族遗传史的占 53.3%~63.9%,这一因素在男性中尤其突出。

(2)雄激素:二氢睾酮是导致 AGA 的关键性雄激素,导致头发的营养供应减少、头发变得细软,最终异常脱落。男性体内雄激素水平明显高于女性，这也是男性患病居多的原因。

（3）其他：长期熬夜、作息不规律、不良的饮食习惯、精神压力过大、焦虑等因素也会增加雄激素性脱发的风险。

如何诊断雄激素性脱发？

一般来说，依据雄激素脱发的家族史＋典型脱发模式＋缓慢发生的过程即可诊断。但若诊断有困难时，还可以借助以下检查方法：

（1）拉发实验：AGA 患者拉发实验大多无异常，而其他原因脱发（如斑秃、休止期脱发）的活动期可表现为异常。如果存在 AGA 的临床表现且近期快速脱发，可通过拉发实验来判断。

（2）皮肤镜检查：皮肤镜检查能直接观察头皮及头发的情况，反映脱发性质。AGA 的镜下特征包括毛发数目减少、粗细不均、毛囊周围色素沉着，也可见小面积毛发完全脱落。

（3）实验室检查：AGA 患者血液中的雄激素一般处于正常水平，因此诊断 AGA 不需要检测雄激素。但完善性激素、铁蛋白和甲状腺激素等检查，有助于鉴别贫血和甲状腺功能异常等其他原因导致的脱发。

（4）头皮活检：常规不需要，但对于少数诊断困难的患者可通过活检诊断。

雄激素性脱发应该如何治疗？

在 AGA 的进程中，遗传和雄激素这两个内因始终无法消除，因此该病无法根治，只能控制，并且需要长期维持。目前主要药物治疗是外用米诺地尔和口服非那雄胺，毛发修复术也能改善美观问题。

（1）米诺地尔（外用）：主要延长头发的生长期、缩短休止期，使缩小的毛囊变大。但可能出现接触性皮炎和刺激性皮炎等副作用。

（2）非那雄胺（口服）：通过抑制 5α - 还原酶使二氢睾酮生成

减少，从而诱导头发生长，但用药后可能出现男性功能障碍，这一副作用通常在停药后消退。

（3）毛发修复术：即"植发"，可以永久性地改善 AGA 的脱发症状，通常选择不易脱发的后枕部作为供区，将毛囊移植到脱发区域，是目前外科治疗的主流。

（4）其他方法：包括低强度激光疗法、富血小板血浆，但是目前临床数据比较少，治疗效果尚不稳定。

（备注：本文图片为作者手绘）

（罗秀梅　陆志强）

花开应有时，我的花咋还不开呢？
——关于青春期延迟

　　人体是台精密的仪器，每个生长发育的重要步骤都有其特定时限，过早不行，过晚当然也是问题。青春期是人体生理和心理发育的重要时期，如果超过一定年龄还未出现青春期启动，则需要查明原因，对症处理，以免错过最佳干预时机，造成多方面的影响。

　　青春期发育的特征主要包括第二性征的发育、身高增长的加速以及自我意识的变化。其中第二性征的发育在男孩主要表现为：①外生殖器的改变，阴茎长度增加，阴茎头发育，阴囊增大、颜色加深；②胡须、阴毛、腋毛生长，阴毛逐渐浓密、卷曲、变粗变硬，范围扩大，最终呈"菱形"分布；③变声、出现喉结；④痤疮；⑤肌肉、骨骼的占比增加等。第二性征的发育在女孩主要表现为：①乳房隆起、乳晕颜色加深；②阴毛、腋毛生长，阴毛逐渐浓密、卷曲、变粗变硬，范围扩大，最终呈"倒三角形"分布；③月经来潮与外生殖器的改变；④痤疮；⑤脂肪的占比增加等。青春期的发育不仅仅与生育相关，更和大家心心念念的身高大有关系，因此建议每半年至一年监测身高增长情况并记录，及时发现问题，解决问题。此外，青春期的孩子格外敏感，一旦身体发育和别的孩子不一致，非常容易影响孩子的自尊心、社交、学习成绩等，正确的心理疏导不可或缺。

那么怎样才算青春期延迟呢？一般认为，男孩 14 岁时睾丸容积小于 4 毫升，女孩 13~13.5 岁无乳腺发育、15 岁无阴毛生长、18 岁无月经来潮则须考虑青春期延迟。很多长辈可能要说了："小孩子发育迟点没关系！到时候自然就好了！"这话对，也不对。引起青春期延迟的原因很多，其中确实有一部分是可以自行启动青春期发育的，但也有很多情况下不能自主启动，这时就需要针对病因对症下药。

说到这里，我们首先来了解下性腺轴。在我们的脑子里有个结构叫作"下丘脑"，它体积虽小却掌管着性腺轴乃至整个内分泌激素轴的命脉。它通过分泌促性腺激素释放激素（简称 GnRH）指挥其下级垂体（同样是脑内的一个体积很小的结构），垂体再分泌促性腺激素（包括黄体生成素 LH 和卵泡刺激素 FSH）指挥其下级性腺（在男性主要为睾丸，在女性主要为卵巢）分泌性激素，启动和促进青春期的发育。因此下丘脑相当于老板，垂体是主管，性腺则是打工人。只要其中有一个罢工，青春期的发育就会受影响。

青春期延迟如经检查确实存在性腺功能减退，那么根据病变部位和促性腺激素水平的高低可分为低促性腺激素性性腺功能减退症和高促性腺激素性性腺功能减退症，前者为下丘脑或垂体，也就是老板或主管的病变，后者则考虑性腺或受体，也就是打工人层面的问题。

此外，还有体质性的青春期延迟以及营养不良、慢性疾病、遗传性疾病等引起的功能性青春期发育延迟，治疗方案根据病因与治疗目的的不同差异巨大。

因此，尽管一部分青春期延迟的孩子日后确实可以不经干预自主启动青春期发育，但仍有很多情况下需要人为干预，而鉴别是否需要干预则应当先进行全面的检查，包括对生长发育、性发育、多种内分泌激素水平及基础疾病筛查等，必要时需入院完善相关功能试验。如明确诊断需要干预的疾病，在合适的时机介入干预才能尽量减少不良后果的产生。

（周静琪　陆志强）

花开应有时，莫让花开早
——儿童性早熟防治

　　青春期在儿童生长发育的过程是一个非常重要的阶段，孩子在这一时期身体会产生较大的变化，因此我们需要对于处在这一时期的孩子给予特别的关注。如果孩子在这生长发育阶段出现了性早熟，则有可能对生理、心理方面产生严重影响。

什么是"性早熟"？

　　正常人群的青春发育年龄随时代而不同，有不断提前的趋势。性早熟的标准基本为：女孩在 8 岁前出现明显的第二性征，或者 10 岁前出现月经初潮，男孩在 9 岁前出现第二性征，或者一侧睾丸容积 ≥ 4 毫升。

是什么导致了"性早熟"？

　　性早熟原因有很多，主要受疾病、环境、不良媒体、服用避孕药或雌激素等因素的影响。

　　例如：性腺肿瘤或肾上腺疾病、中枢神经系统病变、特发性中枢早熟、先天发育异常、外因因素……其中，外因因素包括服用激素药物、密切接触含激素的化妆品、食用激素食物、过度进补等等。相比于不可控的先天疾病，这些外因因素的可控性更强，家长和孩子们可以在日常生活中多加注意。但如果是病理性的性早熟，则需及时就医诊治。

性早熟的危害

首当其冲的就是对身高的影响，"性早熟"的孩子在发育初期往往呈现出较快的生长速度，他们的身高也明显高于同龄人。但是，他们的骨骺会比同龄人更早闭合，生长也会提前停止，最终，他们的身高常常落后于同龄人。

其次，性早熟还可能会引起孩子自卑等心理障碍，早恋等社会问题，由于提早发育，第二性征出现过早，与周围同龄儿童不一样，容易被孤立，嘲笑；随着体内性激素水平的增高，孩子无可避免会增加对异性的关注，加之缺乏相关的正确引导，也无法正确处理异性关系，从而出现早恋等问题，影响正常的读书学习。所以必须早诊断、早干预，避免造成最终身高低于预期，避免让孩子出现社会心理问题。

正常的青春期发育顺序又是如何的呢？

性发育遵循一定的规律，女孩青春期的发育顺序为：乳房发育，阴毛，外生殖器的改变，月经来潮，腋毛。整个过程需要 1.5~6 年，平均四年。在乳房开始发育一年后，出现生长加速。男孩性发育则首先表现睾丸容积增大，继之阴茎增长增粗，出现阴毛、腋毛生长及发声低沉，胡须等成年男性体态特征，整个过程需要五年以上。

了解了性发育的正常顺序我们就知道，其实月经来潮、遗精预示着青春期发育接近尾声，是身高的快速增长期已经结束的标志，并不是青春期的开始。

家长该如何预防"性早熟"？

（1）加强关注度，青春期的孩子生长发育快，家长需要对孩子多加关注。

青春期的孩子内心变得敏感，性发育可能让他们感到自卑和焦虑，家长们可以多了解相关知识，通过沟通交流帮助孩子保持心理健康。

（2）养成健康饮食习惯，建议孩子们多吃水果和蔬菜、低脂肪奶制品、粗粮、优质的蛋白质（鸡肉、鱼肉和牛肉），少吃油炸类食品等。

值得注意的是，很多孩子喜欢吃的洋快餐会增加孩子患上"性早熟"的概率。健康饮食的同时也要鼓励孩子多运动锻炼，提高新陈代谢。

（3）规范使用药品和化妆品，很多药物中都含有激素成分，尽量避免给孩子服用此类药物。同时，家长要将家里的药物妥善保管，避免孩子误取误服。

（4）减少性信息输入，经常看不适龄的言情剧或小说，接收过多的性信息，容易催熟孩子的心智，在一定程度上促进"性早熟"。父母在家中不仅要注意孩子的行为，也需要注意父母双方之间的行为，并且尽量避免与孩子同床睡觉等。

及时就医，科学治疗"性早熟"

一旦家长发现孩子过早出现乳房或者睾丸发育时立刻带孩子到内分泌科诊疗，无论孩子是否为性早熟，家长在孩子生长发育方面都会获益颇丰，通过医生专业的诊疗家长能够了解孩子目前的生长发育阶段、发育空间以及未来的成年终身高。确诊了"性早熟"的孩子通过及时科学地治疗，可以抑制或减慢性发育，特别是女孩子的月经来潮，预防和改善性发育有关的社会、心理问题，并且能改善成年终身高。

花开应有时，莫让花开早，儿童的性早熟防治需要家庭、社会、医院的共同努力。

（李尚建　陆志强）

影响颜值还不孕？小心多囊卵巢综合征

为何年轻姑娘却体毛旺盛、痘痘肆长？

为何花一样的年纪却日渐肥胖、"黑脖子"？

为何大姨妈经常迟迟不来？

为何一直备孕却一直不孕？

……

这么多症状的"罪魁祸首"可能都是同一个——多囊卵巢综合征。

什么是多囊卵巢综合征？

多囊卵巢综合征（polycystic ovary syndrome，PCOS）是一个引起女性排卵障碍和月经不规律、生育力低下、不孕、临床显著雄激素过多（androgen excess，AE）及代谢功能障碍的重要原因。它是最常见的女性内分泌 / 代谢失调的疾病之一，常发生于 35 岁以下的女性，全球女性患病率在 6%~10%。目前发病机制尚不明确，可能是遗传因素与环境因素共同作用的结果。

多囊卵巢综合征有哪些典型症状？

（1）排卵障碍：主要表现为月经不规则及不孕。这种月经紊乱通常在青春期开始，常表现为月经周期推迟甚至不来月经，育龄期女性常出现不孕。因排卵障碍，妇科彩超可见卵巢出现多个卵泡，呈多囊样改变。

（2）雄激素过多：表现为毛发旺盛，多见于上唇、乳头周围（乳晕周围）以及在下腹部中间位置，好似"男子汉"。痘痘狂长且不易消退，甚至可"蔓延"到背部、胸部等，有些女性还会出现脱发、阴蒂肥大等。

（3）代谢性疾病：PCOS女性容易合并代谢性疾病，如肥胖及胰岛素抵抗、非酒精性脂肪性肝病、代谢综合征、糖尿病、血脂异常等。

如何诊断多囊卵巢综合征？

主要通过患者的临床表现、实验室检验指标（性激素、AMH等）以及影像学检查（如妇科彩超、MRI等）来完成诊断。目前比较广泛使用的是2003年鹿特丹诊断标准：

（1）稀发排卵或无排卵；

（2）高雄激素的临床表现和（或）高雄激素血症；

（3）卵巢多囊改变：超声提示一侧或双侧卵巢直径2~9毫米的卵泡≥12个，和（或）卵巢体积≥10毫升。

以上三项中符合两项并排除其他高雄激素病因。

多囊卵巢综合征怎么治疗？

（1）生活方式的干预。生活方式的改善是PCOS的一线治疗手段并且贯穿始终，尤其是对肥胖的PCOS患者。PCOS女性应适度减重、减少能量摄入、坚持运动、增加肌肉量。体重的下降可改善患者的胰岛素抵抗，缓解 PCOS 症状，减少并发症的发生。

（2）无生育需求的患者，需要调节月经和治疗高雄激素的症状；有生育需求的患者，需要促进排卵治疗不孕症，同时给予相应的对症治疗。

（3）长期随访，定期复查。控制远期并发症并针对并发症给予相应治疗，如2型糖尿病、血脂异常、心血管疾病、子宫内膜癌等。

（4）心理治疗。多囊卵巢综合征处于慢性"代谢性炎症"和应激的状态，疾病的症状、长期的治疗以及经济压力造成患者存在一定比例的抑郁、焦虑及摄食异常等心理问题。在疾病诊疗过程中缓解患者由于 PCOS 产生的心理压力也至关重要。

（郑思岚　陆志强）

是男还是女？这是一个问题

　　小 Z 是个 23 岁的小伙子。他肤色略黑，同学们时常调侃他不像"白面书生"。他发现自己和周围的男同学有些不一样。在出生后不久，他就接受过生殖器整形手术。进入青春期后他的身高越长越慢，没有达到班里男同学的平均水平。当家人开始把谈婚论嫁提到日程上时，他对自己的这些"不同之处"也越来越苦恼。

　　带着这些问题，小 Z 走进了医院的内分泌科寻求帮助。医生对小 Z 作了详细的问诊和查体，发现他的外阴呈男性化阴毛分布，见一小阴茎。然后医生为他安排了血检和超声。拿到报告的小 Z 大吃一惊，超声报告上写着"未见睾丸，附见子官卵巢"。难道自己变成了女的？

　　小 Z 所面临的问题，属于性别发育异常。这是一类非常复杂的疾病，通常包含一系列的先天代谢异常和畸形，主要表现为遗传性别、性腺性别及表型性别的异常和不一致。对于这类疾病，需要做的检查一般包括染色体检查、器官检查以及性激素检查。

　　小 Z 的染色体报告结果是"46，XX"。人类有 23 对染色体，正常的核型为 46，XY（男性）或 46，XX（女性）。X 和 Y 是性染色体，性染色体决定性腺分化方向。所以小Z的性染色体性别的确是女性。

那么，是什么原因让小Z以男孩的身份生活了多年呢？为什么明明是女孩，却没能被分辨出来呢？

原来，除了染色体之外，还有两个重要的因素会对性别分化产生影响。一是性腺，即男性的睾丸和女性的卵巢，会决定内生殖器的分化和发育；二是雄激素可以决定外生殖器的分化和发育。小Z有卵巢和子宫，提示她性腺和内生殖器的分化与染色体性别一致。而她的外生殖器却并没有向女性的方向分化，说明她体内的雄激素水平存在异常。

小Z的激素检查报告显示，她体内的睾酮、17-羟孕酮、孕酮远高于正常，促肾上腺素升高。腹部CT看到双侧肾上腺体积明显增大。经过进一步的基因检测，医生证实了自己的判断。小Z患有21-羟化酶缺乏症单纯男性化型。21-羟化酶缺乏症是先天性肾上腺皮质增生症中最常见的一种。这一疾病是由于6号染色体短臂的CYP21基因突变，导致21-羟化酶活性降低或缺乏，使得17-羟孕酮和孕酮这两个激素前体堆积，而人体真正需要的皮质醇和醛固酮生成减少。过多的17-羟孕酮会通过旁路代谢转化为雄激素，引起高雄激素血症。高水平的雄激素影响胚胎期外生殖器的分化，使得女性胎儿的外生殖器不同程度地男性化。

找到了病因，小Z的烦恼却更多了。医生为她安排了针对肾上腺增生的激素治疗，但她不知该如何选择自己的身份。是延续多年的社会身份，还是遵从生物学的性别而接受改变？无论是哪一种选择，对她而言都是一个难题。于是，她接受了心理咨询，决定在一段心理状态调整后再作决定。希望小Z可以以平静之心态接受无法改变的，有勇气改变可以改变的。

（陈弘　陆志强）

变胖之后，我的月经乱了

许多年轻的女孩子在体重明显增加导致肥胖之后，出现了月经不调甚至长期没有月经来潮的现象，也就是人们常说的"月经乱了"。造成肥胖的原因有很多，包括生活方式、摄食行为、精神心理因素、遗传因素、药物等。肥胖不仅影响到外貌、心理等问题，还会伴发骨骼肌肉系统、呼吸系统、消化系统疾病，同时也是造成冠心病、高血压、2型糖尿病、高脂血症等代谢性疾病的危险因素。本文重点讲述肥胖对女性月经周期的影响。

体重增加的程度在医学上通过BMI（体质指数）进行界定，BMI介于24~28千克/米^{2}之间称之为超重，如超过28千克/米^{2}则称为肥胖。我国成人超重或肥胖者已超过50%，儿童和青少年也呈现越来越高的超重和肥胖比例。

女性的月经来潮本质上是性激素周期性的波动所致子宫内膜周期性的脱落，它与女性的排卵息息相关。当女性体重增加时，身体内的脂肪储存量也会增加，从而导致胰岛素的工作效率低下，也就是医学上所说的"胰岛素抵抗"出现，进而促进人体胰岛素水平的升高。如前所述，性激素周期性波动是引起女性月经周期最重要的因素之一，胰岛素抵抗的出现会导致性激素的平衡被打乱，进而引发月经不调甚至闭经等问题。

肥胖的女性群体可以分为"上身肥胖为主"和"下身肥胖为主"两种类型，其中以"上身肥胖为主"对健康的影响更为严重。

肥胖所致的多囊卵巢综合征最常见的表现是月经稀发，患者在患病期间三分之二的月经周期无排卵，这导致许多育龄期妇女无法成功受孕。此外，患者还可能出现毛发增多（尤以上唇、腿部毛发增多较为常见），黑棘皮（颈后、腋下、外阴、腹股沟等区域出现"无法擦掉的黑色污垢"）和男性化表现（痤疮增多、阴蒂增大、肌肉增多等）。

在性激素中，雌激素来源于雄激素，它在月经周期起至关重要的作用。持续存在的高水平雄激素不仅导致雌激素水平升高，而且使其无法进行周期性变化，从而导致子宫内膜无法周期性脱落，影响月经来潮，甚至因为子宫内膜持续过度增生导致子宫内膜癌的发病风险增加。另外，持续高雌激素还会导致卵泡难以成熟，促使雄激素进一步大量分泌，产生另一种恶性循环。与此同时，过高的雄激素刺激皮肤毛囊、皮脂腺，导致毛发增多、"油腻皮肤"和"痘痘"的增多。

值得庆幸的是，以上所说的这些问题在体重下降后大多数可逆转。这是由于胰岛素抵抗在减重之后明显减轻，雄激素水平逐渐恢复正常，紊乱的性激素恢复正常周期，对身体其他方面的不利影响也会逐渐恢复，因而肥胖引起的代谢综合征也可以得到有效的改善。

解决肥胖所导致的月经周期紊乱的最佳方法是通过健康的饮食和适当的运动来改善，例如，低热卡饮食、HIIT（高强度间歇性训练）运动，通过系统性地调整减轻体重，改善脂肪与肌肉的比例，逐渐恢复身体内的激素平衡和月经周期的正常规律。

（王凯　陆志强）